느리게 나이 드는
기억력의
비밀

국내 최고 치매 전문의가 밝히는
슈퍼에이저의
7가지 건강 습관

김희진 지음

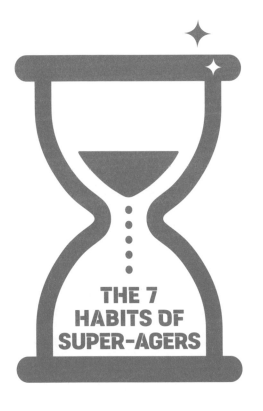

THE 7
HABITS OF
SUPER-AGERS

느리게 나이 드는 기억력의 비밀

Angle Books

나이 들어도
늦지 않는 뇌를 위하여

마흔 이후 뇌 관리를 시작해야 하는 독자에게

신경과 의사인 나와 치매라는 질병(또는 안 좋은 방향의 노화)을 진단받은 환자는 진단하는 그 시점부터 10년에서 20년에 걸쳐 오랜 기간 인생이라는 마라톤을 함께합니다. 하지만 어느 순간 마치 영화 〈어벤져스〉에 등장하는 타노스의 저주처럼 일부분의 기억까지 먼지가 되어 사라지면서 우리 사이는 한 사람의 짝사랑 으로 끝나게 되는 경우가 허다합니다.

치매에 있어서 가장 위험한 요인은 바로 노화입니다. 시간의 흐름에 따라 축적되는 세월은 거스를 수 없는 절대성을 가집니다. 하지만 '시간을 잡아야' 바로 우리가 두려워하는 여러 질환으로부터 자유로워질 수 있습니다. 그렇다면 과연 우리는 시간을 잡을 수 있을까요?

노화는 인간이 태어나서 성장하고 시간의 흐름에 따라 신체적·인지적으로 변화하면서 죽음에 이르는 과정을 의미한다. 이런 변화는 1차적, 2차적, 3차적 노화로 나눌 수 있다. 1차적 노화는 정상적인 노화로, 사람이라면 피할 수 없는 단계다. 머리가 허옇게 세고, 감각이 둔화되며, 등이 휘어 키가 줄어들고, 자극에 대한 반응 속도가 느려지는 등 기능이 점차 쇠퇴한다. 하지만 이런 변화는 건강, 성격, 환경 등에 따라 개인차가 있다. 2차적 노화는 주로 나쁜 생활 습관, 물질 남용, 질병 등에 따른 변화의 단계다. 이때 노화에 영향을 주는 질병의 대부분은 나이 들면서 발병하는 경우가 많다. 3차적 노화는 사망 직전에 나타나며 신체와 인지, 사회적 기능이 빠른 속도로 쇠퇴하고 상실되는 것을 말한다.[1]

당신이 아는 노화는 노화가 아니다?!

노화는 대부분 기관의 생리학적 기능이 떨어지고, 질병이나 죽음에 대한 취약성이 급격히 증가하여 약한 사람으로 바뀌는 과정입니다. 인간은 나이 들어감에 따라 피부에 주름이 생기고, 머리카락이 희어지고, 근육이 쇠약해지고, 시력과 청력이 감퇴하는 등 여러 가지 신체적 변화, 즉 노화를 겪게 됩니다. 이런 노화에 따른 신체의 변화 기전에는 두 가지 설이 있습니다. 하나는 노화예정설 programmed theory이고, 다른 하나는 소모설wear-and-tear theory입니다.

노화예정설은 노화를 타고난 유전적 프로그램의 결과로 보는데, 이 프로그램은 노화의 속도와 최대한의 수명을 결정합니다. 이 예정설은 노화 과정의 시기를 정하는 생체시계primary clock의 존재를 가정합니다. 반면 소모설은 노화를 무작위적인 사건의 결과로 보는 것입니다. 이 가설은 노화가 미리 결정된 청사진에 의해서가 아닌 무작위적인 추측통계학적 과정에 의해 발생된다는 것입니다. 다시 말하면 지속적인 스트레스로 말미암은 손상에 대한 회복 능력이 감소하고 장기는 닳고 상처받아 노화가 일어나는데, 이러한 소모는 세포의 중요한 성분인 DNA, 단백, 지질 등의 산화 손상에 의해 야기된다는 뜻입니다.

우리는 이 두 번째 노화의 기전에 주목해야 합니다. 환경으로부터 오는 외부 요인을 우리 스스로가 조절하여 시간을 늦추거나 되돌려 영원히 젊게 살 수 있다면 이보다 더 좋은 건 없으니까요.

늙지 않는 뇌를 원한다면

나이 들면 부쩍 건강에 관심을 갖게 됩니다. 특히 생명에 직결되는 질환, 일상생활이 불가능해지는 병에 걸릴까 봐 신경이 곤두섭니다. 그중에서도 가장 두려워하는 질병을 꼽는다면 역시 알츠하이머나 파킨슨병, 뇌졸중 같은 뇌 관련 질환이 아닐까요?

실제 나이보다 젊어 보이는 동안이 있는 것처럼 뇌도 나이에 비해 젊은 사람이 있습니다. 뇌 또한 세월과 함께 늙어가지만 다른 어떤 신체 기관보다도 가소성plasticity이 높아 노력을 통해 충분히 되살릴 수 있습니다. 신경가소성이란 성장과 재조직을 통해 뇌가 스스로 신경 회로를 바꾸는 능력입니다. 폭넓게는 어떤 유전자형의 발현이 특정한 환경 요인에 따라 특정 방향으로 변화하는 성질을 가리킵니다. 의사로서 20여 년 넘게 환자를 보면서 가장 놀라운 것은 서로 나른 형질을 가신 부부가 지매, 파킨슨병, 뇌졸중 등 신경퇴행성질환을 같이 앓는 것을 볼 때입니다. 매일의 생활 습관은 우리의 신경가소성에 좋은 영향도, 나쁜 영향도 미칠 수 있다는 거죠.

최근 '슈퍼에이저super-ager'라는 개념이 회자되고 있습니다. 실제 나이보다 20~30년 젊게 뇌 기능을 유지하는 사람을 말하는데, 이들은 뇌뿐 아니라 동년배보다 훨씬 강건한 신체를 가지고 있습니다. 뇌 역시 신체의 일부이기에 이런 사람들을 만나면 "건강한 신체에 건강한 정신이 깃든다"라는 말에 고개가 절로 끄덕여집니다.

늙지 않는 뇌를 위한 일상생활 가이드

이 책을 통해 단순히 전문적인 의학적 정보를 제공하기보다는 우리가 일상에서 쉽게 실천할 수 있는 작은 방법을 담아보기로 했습니다. 그래서 언제 어디서나 궁금한 상황이 있을 때 해 보는 간단한 체크리스트와 이에 따른 솔루션을 제공하고, 솔루션에 대한 이론적 근거를 이야기하면서 정보를 객관화하는 데 집중했습니다.

1부에서는 알고 있으면 도움이 될 기본적인 뇌의 구성과 기능에 대해 간략히 정리해 놓았습니다. 2부를 먼저 읽고 틈틈이 읽어도 좋겠습니다. 2부에는 일상 점검을 비롯해 식단과 운동, 감정과 스트레스 관리, 수면과 약 복용법 등 모두 중요하지만 적어도 꼭 지켜야 하는 것 순으로, 누구나 쉽게 따라 할 수 있는 실천법을 총 7가지 주제로 정리해 놓았습니다.

부록에는 많은 사람이 실제로 효과를 본 다양한 방법과 저 스스로도 실천하고 있는 작은 습관들을 모두 담아 두었는데, 직접 실행해 보고 자신에게 맞는 솔루션을 찾아가면 됩니다. 그중 자신에게 맞는 한두 가지만 실천해도 적지 않은 효과를 볼 수 있으리라고 생각합니다. 그리고 자신에게 맞는 30일, 60일, 90일간의 뇌 건강 계획서를 구성할 수 있도록 정리해 두었으니, 여러분의 변화에 도움이 되었으면 좋겠습니다.

마지막으로 뇌 건강과 치매 예방 도서로 잘 알려진 《천재의 식단》을 감수하면서 거기에 실린 좋은 정보가 우리 주변에서 쉽게 접하지 못하는 식재료(예를 들면 리크, 올스파이스, 템페, 무가당 캐슈너트밀크 등)로 구성되어 있음에 아쉬움을 느낀 적이 있었습니다. 그래서 《느리게 나이 드는 기억력의 비밀》에는 뇌를 바꾸는 전반적인 식생활 가이드에 한국인이 적극적으로 활용할 수 있는 'K-브레인 푸드' 정보를 담았습니다. 우리 식생활에 작지만 큰 변화가 일어나길 바라는 개인적인 바람입니다.

아직 우리에게는 운명을 바꿀 힘이 있습니다. 우리가 어떤 생활방식을 선택하느냐에 따라 나쁜 유전자를 발현시킬 수도, 아닐 수도 있습니다. 오늘 하루 건망증과 집중력 저하로 자괴감이 들었다면, 체력 소진으로 하루를 힘들게 시작했다면, 거울을 봤는데 문득 자신이 나이 들어 보인다면……, 지금 바로 여러분의 생체시계를 돌리는 작은 변화를 시도해 보길 권유합니다.

김희진

따라 하기
2부 '슈퍼에이저'가 되기 위한 7가지 습관

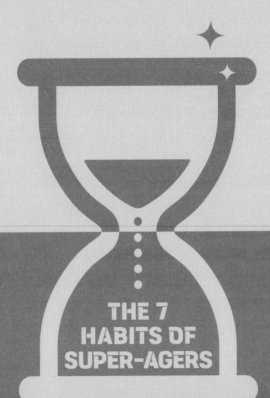
THE 7
HABITS OF
SUPER-AGERS

1부

이해하기

당신의 뇌는
몇 살입니까

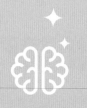

01

우리가 몰랐던
'뇌가 늙는다'는 것의 의미

20년 넘는 의사 생활에서 가장 큰 충격을 준 환자는 K씨가 아닐까 싶다. 62세 K씨는 처음에 보호자로 치매인 어머니를 모시고 병원에 다니기 시작했다. 병원에 다니면서 어머니의 증상은 그만 저만하고 기억력도 유지되어 수영장에 규칙적으로 다닐 정도로 건강한 반면, 건축사 일을 하는 보호자 K씨는 날이 갈수록 살이 빠지고 얼굴 등에 빠른 노화가 나타나기 시작했다.

그러더니 5년쯤 지난 뒤부터는 어머님의 외래 일정을 자주 잊어버리곤 했다. 어머니를 모시고 내원한 K씨에게 "요즘 회사 일은 어떠신가요?"라고 질문했더니 "예전과 다르게 일 처리 속도가 느려지고, 도면이 잘 그려지지 않습니다"라고 솔직하게 털어놓았다. K씨 어머니의 치매는 13년 동안 천천히 진행되었지만 아들은 이상 상태를 진단하자마자 급하게 치매가 진행되었다. 그리고 어머니보다 빨리 암으로 사망했다.

[그림1] K씨가 그린 그림

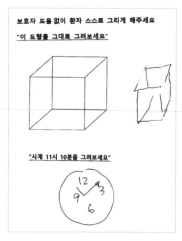

2013년 그린 그림으로, 정육면체와 시계를 잘못 그렸음

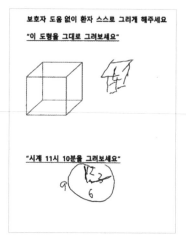

2017년 그린 그림으로, 환자 상태가 악화된 것을 한눈에 알 수 있음

K씨의 사례를 통해 이따금 뇌가 건강하게 잘 유지되었다면 신체 기능을 잘 보존해 어머니를 모시면서 훨씬 건강하게 장수하지

느리게 나이 드는 기억력의 비밀

않았을까 하는 안타까운 마음이 든다.

사실 '노화老化, aging'와 '노쇠老衰, frailty'는 뜻이 비슷해 구별하기가 쉽지 않다.

어르신들이 젊은 친구들에게 농담조로 "너희, 늙어 봤냐"라고 반문하는 것처럼 절대적 시간이 흘러가야 겪게 되는 노화는 시간의 흐름에 따라 신체 기능이 퇴화하는 현상이다. 세포의 노화는 세포가 분열 능력을 잃어버림으로써 나타난다. 일반적으로 노화의 특징은 스트레스에 대처하는 능력이 떨어지고 항상성을 유지하지 못하며 질병에 걸릴 위험이 증가하는 것이다. 인간의 경우 노화는 시간이 지나면서 삶에 미치는 변화가 축적되는데, 여기에는 육체적·심리학적·사회적 변화가 동반된다. 그리고 노화가 어느 정도 진행되면 사망에 이르게 된다.

노화와 노쇠의 차이

그렇다면 노화와 노쇠는 구체적으로 어떻게 다를까?

정상적인 노화 과정에서는 나이가 들면 각 신체 기관의 항상성 유지 능력이 감소한다고 했다. 그러나 항상성이 떨어졌다고 해서 기능이 완전히 멈추는 것은 아니다. 소화 능력이 떨어졌어도 위에 음식이 들어가면 연동 운동을 하듯, 각 기관과 장기는 그 기능을 계속한다. 노화 상태에서 당뇨병, 심장병, 혈전증, 암, 치매 등 장기별 질병의 발생률이 높아지긴 하지만, 이들 질병으로 말미암아 신체 기능이 저하되는 것인지는 명백하지 않다. 이렇듯 노화는 나이와 연관이 있으며 비정상적인 과정이 아니므로 역행하기가 어렵다.

한편 노쇠는 자연적 노화와 달리 신체 기능이 극도로 떨어져 일상생활에 지장을 초래하는 상황을 말한다. 기력이 떨어져서 앉거나 걷는 것조차 힘들어 하는 노인을 떠올리면 금방 이해될 것이다.

현대 의학의 언어로 설명하면 여러 장기와 기관에 작용하는 생리적 저장능physiological reserves, 즉 '정상 상태로 회복하는 능력'이 전반적으로 떨어지거나 소실되는 상태가 노쇠다. 노쇠 상태에서는 여러 질병이나 질환에 취약하다 보니 외국에서는 노쇠를 아예 질병이나 장애 전 단계로 규정하기도 한다.

일부 자료에 따르면 75세 이상 노인의 경우 20~30%가 노쇠에 해당되는 것으로 알려져 있다. 노쇠가 심해지면 장애가 발생해 입원할 확률도 높아진다. 또한 완전히 회복하기 어려워 요양원에

20

들어가는 경우가 많은데, 이런 과정을 통해 삶의 질이 저하되고 궁극적으로 사망 확률도 높아진다.

노쇠의 진단 기준으로는 린다 프리드Linda Fried의 주장을 많이 언급하는데 체중 감소, 근력 감소, 탈진이나 극도의 피로감, 근육 허약, 보행 속도 감소, 신체 활동량 감소 등으로 평가한다. 이들 항목 가운데 3가지 이상에 해당된다면 노쇠로 진단한다.[2]

프리드는 2001년 노쇠(허약)의 순환이라는 개념적 틀을 제시했는데, 이는 노인의 허약 발생 기전을 설명해 준다. 허약 노인의 특징은 영양 부족 상태와 근력 감소, 보행 속도 저하, 신체 활동

[그림2] 린다 프리드의 '노쇠의 순환 고리'

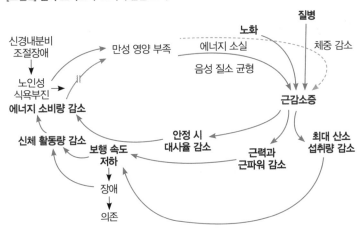

량 감소다. 이 허약의 악순환 고리는 다시 영양 부족 상태를 악화시켜 [그림 2]에서 보는 것처럼 지속적으로 허약 노인의 악순환을 일으킨다.[3]

노화는 인간의 자연스러운 생리적 과정으로, 피부 주름, 백발, 근육 약화, 시력과 청력 저하 등 다양한 신체 변화를 수반한다. 앞서 언급한 바와 같이 이러한 노화 과정은 크게 노화예정설과 소모설 두 가지 이론으로 나뉘어 설명된다. 노화예정설은 개인의 DNA에 존재하는 유전적 프로그램이 노화 속도와 수명을 결정한다고 보는데, 사전에 프로그램된 생리적 변화를 통해 노화가 진행된다. 반면 소모설은 외부 스트레스와 환경적 요인에 의한 지속적인 손상과 세포 구성 요소의 산화를 통해 노화가 진행된다.

우리가 이 두 가지 가설 중 소모설에 집중해야 하는 이유는 노화 과정을 능동적으로 관리할 수 있는 가능성을 제시하기 때문이다. 즉 우리가 건강한 생활 습관과 외부 환경적 요인을 매일매일 관리한다면 생물학적 나이보다 젊고 건강한 몸과 뇌를 만드는 것이 가능하다는 의미다. 결국 우리의 '오늘'은 정해진 것이 아니라 만들어가는 것이다. 당신의 뇌 또한 일신우일신 日新又日新, "날마다 새로워져서, 다음 날 또 새로워진다"는 것을 잊지 말자.

노화는
왜 일어날까

자연계의 모든 생명체는 노화를 거쳐 사멸에 이른다. 범위를 넓혀 보면 노화와 사멸의 과정을 걷는 것은 생명체만이 아니다. 우리가 흔하게 접하는 일상용품도 많이 사용하면 그 과정에서 마모되어 더는 쓸 수 없게 되듯, 우리 몸도 살아가면서 받는 각종 손상으로 마모되어 더는 쓸 수 없게 된다.

노화와 관련한 이론 가운데 가장 일반적으로 알려진 것은 다음 3가지다.

첫 번째 이론은 프로그램 이론으로, 앞서 잠시 언급한 것처럼 노화와 수명은 유전적으로 타고났다는 것이다. 어떤 가계家系는 태생적으로 혈압과 콜레스테롤이 높아서 아버지와 아들, 손자가 모두 40대에 심근경색이 발생해 사망한다는 '운명'이 유전자에 설계되어 있다고 한다. 과학자들은 질병이나 노화, 수명과 관련된 많은 유전자를 찾아냈고, 그 유전자의 돌연변이나 발현 정도에 따라 노화와 장수에 직접적인 영향을 미친다는 사실을 알게 되었다.

두 번째 이론은 텔로미어 단축 이론이다. '텔로미어'는 막대 모양의 염색체 양쪽 끝에 있는 DNA로, 세포가 분열할 때마다 길이가 조금씩 짧아진다. 그래서 텔로미어의 남은 길이는 개체의 수명을 예측하는 중요한 지표로 활용된다. 텔로미어의 길이가 길면 세포가 아직 젊고, 길이가 짧으면 노화되고 있음을 뜻한다. 사실 객관적 나이는 매우 불완전한 바이오마커bio-marker(단백질이나 DNA, RNA, 대사물질 등을 이용해 몸 안의 변화를 알아낼 수 있는 지표)다. 개인의 감각기능, 운동기능, 인지기능 등 건강 상태는 나이와 상관없는 경우가 많다. 그러나 텔로미어의 길이는 거짓말하지 않기 때문에 이 길이를 측정함으로써 인간은 생물학적 절대 수명의 몇 퍼센트쯤에 와 있는지 알 수 있다.

마지막으로는 활성산소 이론이다. 활성산소를 잡으면 노화를 막을 수 있다. 산소를 들이마시고 이산화탄소를 내뿜는 호흡 과정이나 음식을 소화하는 대사 과정에서 산소가 불완전 연소되어 나오는 일종의 찌꺼기가 활성산소다. 우리 몸에는 활성산소의 공격으로부터 세포를 보호하는 방어기전이 있어 어느 정도까지는 활성산소를 무력화시키는 항산화물질이 인체 내부에서 분비된다. 그러나 이 방어 능력을 초과할 정도로 활성산소의 생성량이 많아지면 인체는 손상을 입고 노화가 일어난다는 것이다.

그렇다면 여기서 이런 의문이 떠오를 것이다. 우리 몸을 통제하고 조절하는 뇌의 노화는 일반적인 신체의 노화와 어떻게 다를

느리게 나이 드는 기억력의 비밀

까? 또 뇌의 노화는 어떤 현상을 동반할까? 뇌의 노화는 이른 시기부터 시작되지만, 실제로 뇌 과학 분야에서는 "나이 먹는 것이 바로 노화다"라고 정의하지 않는다.

다음으로 '뇌가 늙는다'는 정의를 살펴보고, 뇌에 대한 구조와 기능도 알아보도록 하자.

달라지는
생각의 속도

생각하는 속도는 20~24세부터, 개념을 형성하는 능력은 30~34세부터 저하된다. 초단기 기억(작업 기억)은 45세 이후로, 숫자나 문자를 순서대로 외우는 능력은 25~29세 이후부터 감소한다. 반면 언어에 대한 이해 능력은 45~54세에 최고조를 이루다가 점차 감소한다. 나이에 따라 다른 인지 능력은 각기 다른 시기에 최고조에 달하는데, 특히 이 능력은 생활방식이나 환경, 유전적 성향, 의료 조건에 따라 크게 좌우된다. 예를 들면 어휘 능력은 70대 초반 최고조에 이른다.

신체의 다른 부분과 마찬가지로 뇌 역시 나이가 들수록 변한다. 놀라운 것은 뇌는 다른 신체보다 훨씬 빨리 노화가 시작된다는 점인데, 실제로 한창때인 24세부터 자연 회복 속도가 눈에 띄게 느려진다. 구조적 측면에서 급격하게 변하기 시작하는 때는 35세부터다. 30대에 들어서면서 뭔가 깜박깜박하거나 일의 효율성에 있어 약간의 차이가 나타나는 것은 어쩌면 당연한 일이다. 특히 기억의 중추인 해마는 40세 이후부터 매년 0.5%씩 줄어든다. 또한 정보를 생성하고 변형 또는 조작하는 능력과 기억, 추론, 새로운 연관성을 형성하고 해결하는 능력과 새로운 문제를 해결하는 능력도 나이가 들면서 점차 감소한다.

그러나 뇌의 나이를 되돌릴 수 있는 최적기인 40~50대를 잘 보내면 노화의 시계를 더디게 가도록 만들 뿐 아니라 미래에 맞게 될 정점을 더 효과적으로 폭발시킬 수 있다.

나이 들수록
감소하는 뇌의 부피

뇌의 변화는 육안으로도 확인할 수 있다. 건강한 사람의 뇌는 65세 전후 그 무게가 약 1,360g인데, 90세에 이르면 1,290g으로 줄어든다. 같은 나이라도 사람에 따라 뇌의 부피는 15% 정도 차이가 난다고 알려져 있다.

뇌는 35세 이후 부피가 지속적으로 연간 0.2%씩 감소한다. 그리고 60세 이후로는 부피가 연간 0.5%씩 감소하는데, 이는 점진적으로 가속화된다. 이런 현상을 '뇌가 위축atrophy된다'라고 표현한다.

인지기능이 정상인 사람은 심각한 뇌피질 위축은 없지만 알츠하이머 환자나 치매 환자의 뇌에서는 전두엽과 시상주위엽, 측두엽에 심한 뇌 위축이 발견된다. 이는 MRI나 부검을 통해 확인할 수 있다. 운동을 조절하는 기저핵이나 감각 조절 센터인 시상도 나이 들어가면서 부피가 약 20% 감소한다.[4]

뇌의 부피가 감소한다는 것은 곧 뇌 기능의 감퇴를 의미한다. 신경세포 수의 감소, 신경전달물질과 세포 내 환경의 변화, 세포 내 시냅스 전달의 변화, 산화 작용·염증 반응 등 생화학적 변화, 아밀로이드 침착 등 병리학적 변화가 동반되면서 인지기능과 신체기능에 총체적으로 악영향을 주게 된다. 물론 사람에 따라 다르지만 대부분 특정 연령이 지나면 뇌 기능이 감소한다. 단기 기억과 새로운 내용 학습 능력은 상대적으로 초기에 영향을 받고, 나중에는 어휘와 단어 사용 등 언어 능력이 저하된다. 지적 실행, 즉 정보를 처리하는 능력(속도와 상관없음!)은 근본적인 신경학적 장애나 혈관장애가 없는 경우 대개 유지된다.

뇌에서 신경 충격을 느리게 처리함으로써 반응 시간과 업무 수행이 느려지기 시작할 수 있다. 몇몇은 매년 뇌의 일부 영역이 1% 가까이 줄어들긴 하지만 기능을 상실하는 건 아니다. 노화와 관련된 뇌 구조의 변화가 항상 뇌 기능의 상실을 의미하지는 않는다는 뜻이다. 노화에 따른 뇌 기능의 감소는 뇌화학물질(신경전달물질)의 변화, 신경세포 자체의 변화, 시간 경과에 따라 뇌에 축적되는 독성물질, 유전적 변화 등 여러 요인에서 비롯된 결과로 나타난다.

기억력, 사고력, 판단력, 언어 능력, 감각기능 등에 가장 중요한 기관인 뇌! 그렇다면 이처럼 다양한 기능을 수행하는 뇌는 어떻게 나뉘고, 각기 어떤 역할을 담당하는지 알아보자.

느리게 나이 드는 기억력의 비밀

02

뇌는 어떻게 움직이고 기능할까

뇌는 감정과 인지 능력, 신체 상태, 주변 환경으로 말미암아 계속 변하고 생성되기도 하는 유기적 기관이다. 뇌세포는 소멸되기도 하지만 움직이는 것에 따라 꾸준히 변할 수 있는 특이한 신체 기관 가운데 하나다.

인간의 뇌는 크게 뇌간, 소뇌, 대뇌로 나뉘는데, 발생학적으로 볼 때 뇌간이 가장 먼저, 대뇌가 가장 늦게 만들어졌다. 이것은 포유류의 뇌 구조를 보면 알 수 있다. [그림 3]을 보면 조류부터 포유류까지 대뇌의 크기가 저마다 다르다는 것을 알 수 있다. 뇌를 편의상 구분해 말하지만, 사실 뇌의 각 부분은 치밀하게 연결

[그림3] 동물 계통별 뇌의 크기

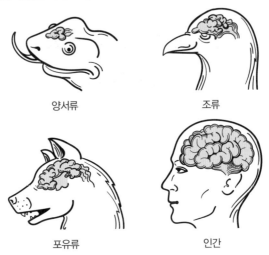

양서류

조류

포유류

인간

되어 있어서 한 부분이 어떤 하나의 기능을 전담한다고 말하기가 어렵다. 뇌의 한 부분에 문제가 생기면 뇌의 다른 부분에서 그 역할을 담당하기도 한다.

생명의 컨트롤타워,
뇌간

뇌간(뇌줄기)은 생명과 직결된 중추로써 뇌의 가장 안쪽에 존재

하는 부분으로 척수가 팽창해서 생겼다고 보는 견해가 많다. 뇌
간의 무게는 약 200g으로 생명을 유지하는 일을 주된 임무로 하
고 있다.

　학자에 따라 범위가 조금씩 다르긴 하지만 뇌간은 크게 중뇌,
간뇌(사이뇌), 뇌교(다리뇌), 연수(숨뇌)로 나뉜다. 그중 중뇌는 뇌
간의 가장 앞쪽에 해당하는 곳으로 중뇌의 앞에는 시상과 시상
하부라 불리는 곳이 존재한다. 간뇌는 대뇌반구와 뇌줄기 사이,
뇌의 가장 중앙부에 위치하며, 시상과 시상하부 등으로 이루어

[그림4] 인간의 뇌 구조도

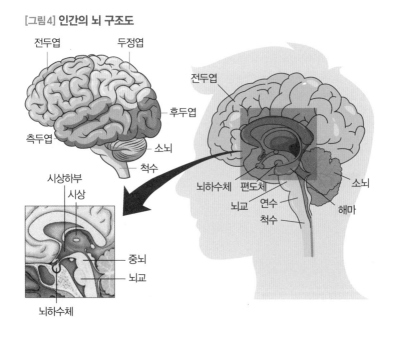

진다. 주로 내장, 혈관과 같은 자율신경을 관리한다. 뇌간의 가장 아래쪽인 연수 부분은 호흡과 심장 운동을 조절하는 생명 중추가 있다. 그 외에 혈관의 수축과 이완, 하품, 기침, 재채기, 구토 등 반사 작용도 뇌간에서 이루어진다. 연수 위에 있는 뇌교는 온몸의 신경으로부터 오는 정보를 전달하고 두 개의 소뇌 사이에서 정보를 교환하는 역할을 한다.

대뇌와 소뇌는 어느 정도 손상을 입는다고 해도 죽음으로 이어지지 않지만, 뇌간의 손상은 치명적이다. 그래서 뇌간에 출혈이 일어나거나 작은 상처가 생기면 죽음에 이르게 된다. 이에 비해 대뇌와 소뇌는 기능이 마비된다고 해도 뇌간의 기능이 살아 있어 호흡과 심장 박동이 정상적으로 유지되면 살 수 있다. 우리는 이를 '식물인간'이라고 부른다. 노화가 진행되어도 이 뇌간은 마지막까지 그 기능을 한다.

균형의 중추, 소뇌

소뇌는 운동의 균형을 담당한다. 뇌간 뒤쪽에 좌우 한 쌍으로 붙어 있는데, 뇌 전체 무게에서 10%를 차지하는 200g 정도다. 표면에 깊이 주름이 지어져 있는 이곳에는 몸의 평형을 유지하고 공간 운동을 조절하는 중추가 존재한다. 조건 반사와 감각 기관의 활동도 조정하고, 대뇌만큼은 아니지만 간단한 학습과 기억 기능도 가졌다고 알려져 있다.

나이 들면서 소뇌의 부피도 줄어든다. 이때 성별에 따라 감소의 양상이 다른데, 남성은 소뇌 전체의 부피가 여성보다 많이 감소하고, 여성은 소뇌 중심부가 크게 위축된다는 점이 다르다.

20대부터 40대 성인 남녀 218명의 소뇌 부피를 MRI 촬영으로 측정해 보니 20대 한국인의 평균 소뇌 부피는 133.74㎤였고, 40대는 평균 121.83㎤였다. 20대와 40대 한국인 남자의 평균 소뇌 부피는 134.55㎤였고, 여자는 123.06㎤였다. 40대에 비해 20대가, 여자에 비해 남자의 소뇌 부피가 유의하게 컸다. 또한 연령이 높을수록 남자의 소뇌 부피 감소가 여자에 비해 유의하게 컸다.[5] 한편 소뇌 중심부는 남성의 경우 연령에 따른 변화를 보이지 않지만 여성은 50대 이후 크게 위축되어 여성 호르몬과 관련이 있을 것으로 추정된다.

나이에 따른 소뇌의 위축과 성별의 차이는 소뇌의 영역과 관련된 작업 기억과 관리 기능, 언어적 작업 기억 등에 영향을 줄 수 있다.

감각과 사고 관장,
대뇌

감각과 사고의 중추는 대뇌다. 인간의 전체 뇌에서 대뇌가 차지하는 비중이 80%나 된다. 포유동물의 등장과 함께 진화해 발달했기 때문에 대뇌를 '포유동물의 뇌'라고 부르기도 한다. 대뇌의 여러 부위 가운데서 가장 안쪽에 있는 시상부와 시상하부를 간뇌라 부르고 이 간뇌를 포함해 해마hippocampus, 대상이랑cingulate gyrus, 뇌궁주fornix 를 변연계라고 부른다.

변연계는 체온, 혈압, 심박, 혈당 등 자율 기능을 조절할 뿐 아니라 공포, 분노, 쾌락 등 본능적인 정서에도 관여한다. 즉 공포를 느낄 때 심장 박동이 증가하고 땀이 나는 건 바로 변연계로 말미암아 생기는 현상이다. 또한 바이오리듬을 조절하는 중추이며 식욕과 성욕 등 기본적 욕구에도 관여한다. 변연계가 손상되면 먹는 것을 멈추지 않거나 공포를 느끼지 않거나 타종의 동물이나 인형 등을 대상으로 성행위를 하려는 모습 등을 보인다. 변연계가 감정의 중추임을 알 수 있는 대목이다.

대뇌의 가장 바깥쪽 부위는 대뇌 피질로 인지 능력을 담당한다. 좁은 두개골 안에 많은 신경세포를 담기 위해 주름이 잡혀 있는데, 그 두께는 2~5㎜다. 이 주름을 펴서 펼쳐 놓으면 신문지 한

[그림 5] **대뇌 피질의 분류**

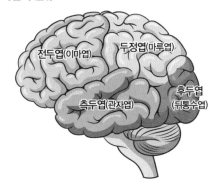

장 넓이로 그 안에 100~200억 개의 신경세포가 존재한다. 이곳이야말로 인간을 인간답게 만드는 근본이라고 말할 수 있다.

인류 역사에서 사회 활동이 시작된 시기는 대뇌 피질이 발달하면서부터다. 이 대뇌 피질은 크게 전두엽, 두정엽, 후두엽, 측두엽 4개 부분으로 나뉜다.

지금부터는 각 부분이 어떤 역할을 하는지 설명하겠다.

전두엽(이마엽)

전두엽은 앞쪽 뇌의 3분의 1로 가장 넓은 부위를 차지한다. 계획을 세우고, 의사 결정을 하고, 논리적 사고를 하는 등 사고를 주관한다. 전두엽이 손상을 입으면 복잡한 사고가 불가능해지고,

창조적 활동 등이 일어나지 않는다. 또한 전두엽은 1차적인 본능적 정서에서부터 2차적인 고차원적 정서가 만들어지는 곳이다. 공포, 분노, 쾌락 등 정서가 1차적인 본능적 정서라면 기쁨, 슬픔, 동정심 등 정서는 전두엽에서 일어나는 고차원적 정서다.

노화에 따른 뇌 부피의 변화는 뇌 부위별로 다른데, 나이 들수록 전두엽에서 위축이 더 심하게 나타난다는 보고가 많다. 이성적 사고를 관장하는 전두엽은 익숙한 것에 머무르려는 감정을 억제하고 변화를 수용하도록 만들지만, 나이가 들어 전두엽의 기능이 떨어지면 변화를 수용하는 능력도 떨어질 수밖에 없다. 따라서 나이 들면 새로운 것을 배우거나 받아들이기가 점점 어려워지고, 자신이 아는 것만 고집하는 경향이 강해진다.

두정엽(마루엽)

두정엽은 정수리에 있는 부위로, 이곳에는 인체의 해당 기관에 운동 명령을 내리는 운동중추와 감각중추가 존재한다. 이곳에서 손과 발, 혀와 입술, 허리 등 다양한 부위의 운동을 담당한다. 인간의 경우 손, 언어 소통과 관련된 운동 부위가 차지하는 범위가 상대적으로 넓어 인간의 활동 가운데 손을 사용하는 창조적 행위와 언어 활동이 차지하는 비중이 크다는 것을 알 수 있다.

이 외에도 두정엽은 외부에서 오는 다양한 정보를 조합하는 역할을 한다. 문자와 단어를 조합하고 문장으로 완성해 생각이나 의미를 만들어낸다. 또한 더듬이 같은 역할을 해서 시공간을 파악하는 능력도 있다.

두정엽 역시 노화에 따라 뇌 조직의 일부가 감소할 수 있다. 즉 두정엽도 이런 부피 감소를 겪음으로써 시공간 인지, 계산, 시각적 지각이 저하될 수 있다.

측두엽(관자엽)

측두엽은 뇌의 좌우측에 존재하는 부위로, 청각과 균형 감각 등을 관장하는 중추가 있다. 기억도 이곳과 관련이 있다. 이 부위가 손상을 입으면 환각이나 기억장애, 실어증 등의 증세가 나타난다. 또한 측두엽은 언어를 이해하는 기능을 한다.

인지기능은 기억을 포함한 다양한 능력을 뜻하는데, 뇌는 어떤 기억을 떠올릴 때 과거의 단편적 일을 재현하면서 현재 상황을 완벽하게 결합하는 능력이 있다. 즉 단순히 기억을 떠올리는 것만이 아니라 '조합'하고 '창조'하는 것이다. 실제로 뇌는 같은 기억, 좀 더 정확하게 말하면 '같은 기억이라고 여기는 것'을 매번 다르게 구성한다.

사실 뇌는 영리하게 기억을 저장한다. 예를 들어 '친구와 맛집에서 저녁식사를 했다'라는 일화기억episodic memory의 경우 가장 친한 친구의 얼굴이나 어제 먹은 저녁식사의 기억을 떠올리듯 의식적으로 뭔가를 머릿속에 떠올리는 것뿐 아니라 그 친구와의 감정 교류, 방문한 식당과 먹었던 음식의 느낌까지 무의식적으로 떠올리면서 기억을 재구성한다. 이렇게 뇌는 이전에 쌓인 여러 기억과 함께 연상되는 물건이나 단어를 보는 즉시 그것이 무엇인지 자동적이고 무의식적으로 알아낸다. 이때 일화기억은 감정을 담당하는 변연계에 가깝게 위치한 내측 측두엽medial temporal lobe에 저장되고, 기존의 감정과 섞여 기억이 연상된다. 그러면서 매번 감정에 따라 약간씩 달라진 기억을 떠올리는 것이다. 이처럼 힌트를 이용한 기억 운동을 하면 연상 능력을 통해 우리 뇌가 발달하게 된다.

또 다른 예로 어떤 사물이나 정보의 저장을 담당하는 의미기억semantic memory의 경우 언어를 이해하는 베르니케wernicke(상부 측두엽에서 후반 3분의 1을 차지하는 뇌 부위) 영역 근처의 외측 측두엽 lateral temporal lobe에 있는 세포가 담당하는데, 이 모든 과정은 에너지를 최소화해 좀 더 많은 정보를 저장하게 된다.

노화와 치매가 왔을 때 양측 측두엽은 가장 빨리 큰 영향을 받는다. 그래서 나이 들면 평소 자주 쓰던 단어가 입안에서 맴돌 뿐 입 밖으로 나오지 않거나 아는 사람의 이름이 곧바로 생각나지 않게 된다.

후두엽[뒤통수엽]

대뇌 피질 가운데서 가장 작으며 눈을 통해 들어온 시각 정보를 모아 사물의 위치, 모양, 운동 상태를 분석한다. 이 부위는 다시 연합 시각 영역과 일차 시각 영역으로 나뉜다. 대뇌 피질의 가장 뒤쪽에 위치해 대부분 눈을 통해 들어오는 시각 정보를 처리하는 기능을 하기 때문에 후두엽의 시각 중추를 일차 시각 피질primary visual corte이라고 한다.

후두엽에서 처리된 시각 정보는 두정엽과 측두엽 두 갈래로 나뉘어 전달된다. 두정엽으로 가는 배측dorsal 경로에서는 물체의 위치, 빠르기, 거리 등 움직이는 것에 대한 시각적 정보와 그에 대한 눈의 움직임이나 몸의 움직임과 관련된 정보를 처리한다. 한편 측두엽으로 가는 복측ventral 경로에서는 보고 있는 물체의 색과 형태를 기존의 영상과 비교하면서 판단하는 기능을 담당하며, 시각에 대한 기억의 장기 저장에 관여한다.

이 부위에 이상이 생기면 눈에 아무런 이상이 없어도 시각 정보를 파악하고 분석하지 못하는 시각적 인지 불능 상태가 온다. 아스퍼거증후군 등 자폐성 장애인은 전두엽을 못 쓰는 대신에 측두엽과 후두엽이 더 발달해 특정한 시각적 요소에 집착하기도 한다.

많은 동물은 진화하면서 조정과 통제가 필요한 복잡한 내부 시스템을 가진 더 큰 몸집을 갖게 됐다. 뇌는 이런 시스템을 통합하고 조정하는 일종의 '명령 센터' 역할을 한다. 뇌는 물, 소금, 포도당, 산소처럼 필요한 자원을 필요한 곳과 시간에 실어 나른다. 이처럼 몸의 욕구를 예측하고 충족시키려고 시도하는 것을 '신항상성allostatis'이라고 한다.

뇌가 제대로 작동하면 이런 신항상성을 통해 몸의 시스템은 늘 필요로 하는 것을 얻는다. 이를 유지하려면 보고 생각하고 느끼는 것과 같은 의식적인 것, 걷기처럼 의식하지 않고 하는 행동, 의식 밖의 무의식적인 것까지 영리하게 조율할 수 있어야 한다. 이때 뇌는 최상의 상태를 유지하게 된다. 다시 말해 뇌 운동과 신체 운동은 별개가 아니다. 따라서 우리는 자신의 효율적인 뇌를 좀 더 전략적으로 잘 사용하고 훈련시킬 필요가 있다.

시작하기에 너무 늦은 때는 없다. 머리가 멍하거나 자꾸 깜빡해 고민되는 사람, 치매에 걸리지 않을까 걱정스러운 사람 모두 작은 시도로 변화를 꾀할 수 있다. 생활 습관을 조금만 바꿔도 변화의 길은 열린다. 식상한 말이지만 변화는 언제든 우리 옆에 있다.

2부에서는 '이거라면 할 수 있을 것 같은' 쉬운 방법부터 다양한 일상 루틴까지 인생을 바꿀 7가지 '슈퍼에이저의 습관'을 제시하겠다. 새로운 습관을 갖기로 결심했다면 오늘부터 우리 뇌는 얼마든지 달라질 수 있다는 것을 꼭 기억하자!

03

우리 몸이 겪게 되는 '노화적 변화'

앞서 언급했듯 우리 몸은 생물학적으로 같은 나이라고 하더라도 유전과 질병, 생활 습관 등에 따라 신체적으로는 큰 차이가 난다. 예를 들면 생물학적으로 53세인 두 사람이 신체적으로 똑같은 53세가 아닐 수 있다는 말이다. 특히 장기의 기능이나 질병 발생의 위험도는 나이에 따라 생기는 다양한 변화가 가장 큰 영향을 미친다.

그렇다면 한 해 한 해 지나 나이 들어가면서 우리 몸은 어떤 노화적 변화를 겪게 될까?

나이 들수록
증가하는 염증

나이 들면 우리 몸은 구성 성분인 세포에서부터 분자생물학적 노화를 겪게 된다. 몸을 구성하는 각 세포는 나이 들면서 그 모양도 우리의 얼굴처럼 노화된 모습으로 변화하고 기능도 떨어진다. 세포의 근원이 되는 줄기세포가 소진되고 세포 간 대화 기능, 단백질의 항상성 유지 기능도 떨어진다. 또한 세포 분열이 멈추고, 유전체의 기능에 후성적 변형이 발생한다.

몸을 이물질로부터 보호하는 면역기능도 떨어지는데, 조절되지 않는 이물질이나 질병 등이 몸에 지속적으로 쌓이면 염증을 유발하게 된다. 이런 염증의 유발과 억제의 불균형은 노인성 질환을 일으키는 또 다른 원인이 된다. 최근에는 NF-kB(핵인자 카파비, 사이토킨 생성에 관여하는 단백질로 염증 반응에 핵심적 역할을 하는 것으로 알려짐)라는 물질이 노화에서 비롯된 염증에 중요한 역할을 한다고 밝혀져 이를 조절하려는 연구가 진행 중에 있다.

만성 염증은 염증이 정상적인 치유 과정을 넘어 오랫동안 지속되는 것을 말한다. 급성 염증은 감염이나 외상 등 외부 자극에 대한 일시적 반응이지만 만성 염증은 이런 외부 자극 없이도 지속적으로 발생하는 것이 특징이다. 만성 염증은 다양한 질병의 원인으로 작용하는데, 대표적으로 심혈관질환, 암, 알츠하이머병, 류머티스 관절염 등이 있다. 뇌에도 영향을 줘서 뇌의 정보를 받아들이는 '백질' 부분의 기능을 떨어뜨린다. 그래서 긍정적 감정에 관여하는 세로토닌과 노르아드레날린 등 신경전달물질이 원활하게 분비되지 않는다.

이 외에도 심혈관계의 노화에 따라 심장근육이 비대해지고, 혈류 변화 조절 기능이 떨어진다. 또한 내분비계 노화로 호르몬 분비에 변화가 오는데, 특히 변화에 대한 반응력이 감소한다. 대표적으로 부신피질에서 분비되는 스테로이드 호르몬인 알도스테론aldosterone과 항이뇨호르몬, 성호르몬 등의 변화로 탈수를 막으려는 갈증에 내한 욕구가 증가해 물을 많이 먹게 되이 밤에 소변을 자주 본다. 이는 불면증이나 근위축증, 골감소증, 당뇨 등의 발생 위험을 높인다.

뇌 노화,
모두 치매로 이어지나

60세 H씨는 다른 병원에서 뇌가 없어졌다는 말을 듣고 나를 찾아왔다. 처음에는 무슨 소리인가 싶었다. H씨의 이야기를 들어 보니 건강검진에서 뇌 MRI를 촬영했다가 곧 치매가 올 수 있으니 빨리 신경과에 가 보라는 권유를 받았다고 한다.

사진상 H씨의 뇌 위축은 정상 범위를 훨씬 벗어나 정상인과 비교해 30% 이상 쭈그러든 상태였다. 원인은 명확하지 않았지만 의학적으로 그의 뇌 위축 정도를 치매 고위험 상태로 판단했고, 추가 검사를 진행하면서 외래 진료를 보기 시작했다.

14년이 지난 지금 H씨는 어떻게 살고 있을까? 80이 가까운 나이에도 치매를 의심할 증상은 없으며, 대전에서 서울까지 병원

[그림6] 뇌 위축을 보인 H씨의 뇌 MRI

H씨의 뇌 MRI

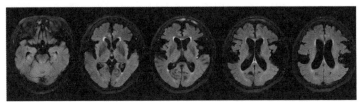

같은 나이대 정상인의 뇌 MRI

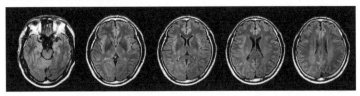

H씨의 뇌는 정상인의 뇌와 비교했을 때 뇌의 전두엽, 두정엽, 측두엽이 줄어들어 주름이 깊어지고 뇌이랑과 고랑도 깊어짐

도 잘 다니는 중이다. 코로나 동안 폐렴을 앓아 안타깝게도 천식이 생겼지만 인지기능이나 다른 부분에는 큰 문제가 없다.

H씨의 사례에서 보듯 뇌의 구조적 변화는 기능 저하와 바로 연결되지 않는다. H씨가 신체 기능을 유지하기 위해 어떤 운동과 식이요법을 행하고, 어떤 습관을 갖게 되었는지는 뒤에서 소개하는 '7가지 습관'을 참고하기 바란다. 우선 여기서는 노화와 신체 기관별 기능의 변화를 보면서 실제로 어떤 부분이 달라지는지, 이에 대한 대처 방안을 알아보겠다.

뇌와 몸을 늙게 만드는 4가지 습관

잘못된 생활 습관은 노화의 속도를 앞당기고 신체 나이를 높인다. 48세 S씨는 기억력 저하 문제로 내원했다. 사업은 잘되고 있었지만 5, 6년 전부터 기억력이 떨어지더니 3일 전에 있었던 일도 기억나지 않는다고 했다. 그는 심각한 표정으로 집중력을 필요로 하는 업무와 관련된 일은 잊어버리지 않는데, 일상의 소소한 일이나 점심에 먹은 음식이 기억나지 않는다고 했다. 게다가 얼굴을 보면 아는 사람인데 이름이 기억나지 않아서 갈수록 실수가 잦다고 했다.

그래서 일상생활에 대해 물어보니 스무 살 때부터 거의 매일 술을 마셨는데, 횟수가 주 3회 이상이었다. 게다가 한번 마실 때 소주 2~3병은 기본이고, 소위 말해 폭탄주도 즐겨 마신다고 했다. 뇌 MRI와 인지기능 검사를 했더니 [그림 7]에서 보듯 60대 정상 남성의 뇌보다 뇌 위축이 심했다. 현재는 기억력이 너무 저하

[그림7] 뇌 위축이 나타난 S씨의 뇌 MRI

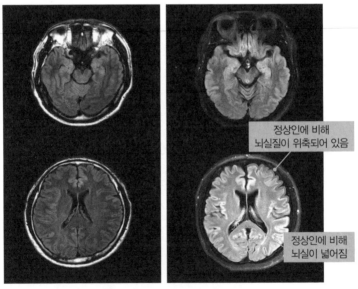

60대 정상인의 뇌 MRI   48세 S씨의 뇌 MRI

정상인에 비해 뇌실질이 위축되어 있음

정상인에 비해 뇌실이 넓어짐

60대 정상인과 S씨의 뇌 MRI를 비교한 사진으로, S씨는 뇌실질이 줄어들고 뇌 안의 물주머니인 뇌실 크기가 넓어진 상태임을 알 수 있음

[그림8] S씨의 인지기능 검사 결과

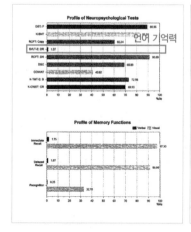
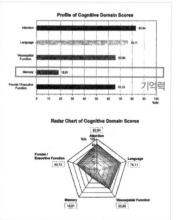

S씨의 언어 기억력은 100점 만점에 1.07점이었고 전체 기억의 총점은 20점에도 미치지 못했음

되어 투자한 곳의 정확한 정보가 기억나지 않아서 안타깝게도 사업을 다른 사람에게 넘겼다고 한다([그림8] 참조).

다음 [그림9]는 정상인 60대와 90대의 뇌 MRI 그리고 치매에 걸린 50대 초반 환자의 뇌 MRI다.

정상인 60대와 비교했을 때 정상인 90대의 뇌는 뇌 노화로 뇌의 주름이 깊어지고, 뇌의 경계선이 좀 더 보이는 뇌 위축이 관찰된다. 그런데 52세 치매 환자의 뇌는 60대와 비교해도 뇌의 여러 부분이 많이 손상되고, 90대 건강한 노인과 비교했을 때도 뇌 노

[그림9] **치매 환자의 뇌 MRI**

정상인 60대

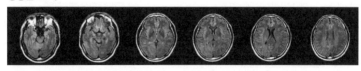

알츠하이머 치매 환자 52세

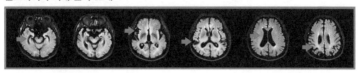

정상인 90대

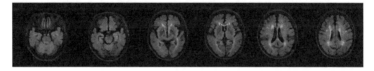

화가 심각한 상태임을 알 수 있다.

그렇다면 뇌의 노화 속도와 신체 나이에 가장 큰 영향을 주는 잘못된 생활 습관에는 어떤 것이 있을까?

노화를 부르는 비만

체지방의 증가는 조금 특이한 방식으로 노화를 앞당기는데, 신체의 구성 성분 가운데서 지방이 어느 정도 이상 증가하면 지방세포가 노화의 주범인 산화스트레스(체내 활성산소가 많아져 생체 산

느리게 나이 드는 기억력의 비밀

화 균형이 무너진 상태를 말함)와 염증물질을 많이 만들어낸다. 앞서 활성산소가 인체에 지속적인 손상을 일으킨다고 말했는데, 젊고 건강한 신체는 스스로 활성산소를 어느 정도 처리할 능력이 있는 반면 나이 들수록 활성산소가 과잉 생성되어 산화스트레스가 체내에 지속적으로 쌓이게 된다. 그러면 세포의 유전자에 영향을 미치거나 손상을 주어 면역체계를 약화시키고 암 등 질병을 유발하고 노화를 일으킨다.

《천재의 식단》에서 맥스 루가비어는 지방에 대해 양날의 검이라고 말한다. 즉 일정 범위 내의 지방은 우리 몸의 에너지원으로 좋은 역할을 하다가 어느 선을 넘어서면 문제가 된다. 비만에 따른 지방 과다는 노화를 앞당기지만, 나이가 들면 지방이 늘든지 줄든지 지방량의 변화 자체도 노화를 앞당기기 때문에 몸무게의 변화를 줄이기 위해 신경 써야 한다.

사실 나이 들수록 체중 조절하기가 쉽지 않다 보니 현명하게 체중을 조절하는 방법을 알아야 한다. 나이 들면 근육량이 급격히 줄어드는데, 근육은 비만과 지방세포 조절에 중요한 역할을 한다. 예를 들어 BMI^{Body mass index}(체질량지수)나 지방, 근육의 분포를 확인할 수 있는 정밀한 체중계를 구입해 관리하는 것이 좋다. 지방은 근육 안에서만 연소되기 때문이다.

같은 양의 지방을 섭취했을 때 근육량이 많은 사람은 지방을 빨리 연소시킬 수 있지만 근육량이 적은 사람은 지방이 연소되지 않고 체지방으로 쌓이게 된다. 그러면 나쁜 콜레스테롤로 알려진 LDL-콜레스테롤과 중성지방이 높아지면서 신체적 문제를 불러온다.

뇌를 작게 만드는 흡연

흡연하면 몸의 염증과 산화스트레스가 증가하면서 각 세포의 노화 속도가 빨라진다. 이는 이른 나이에 줄기세포의 고갈(세포분열을 통해 새로운 세포를 만들어내는 줄기세포는 무한정 분열하는 게 아니라 정해진 수명만큼 분열함)을 불러오고, 우리 몸을 구성하는 주요 성분과 결체조직(결합조직)의 퇴행을 촉발시킨다. 특히 빨아들인 담배 연기의 니코틴이 혈액을 타고 뇌에 도달하는 데 걸리는 시간은 단 7초다. 뇌에 도착한 니코틴은 뇌의 보상 경로에서 작용하는 핵심적 신경전달물질인 도파민 분비 체계를 자극해 쾌감을 느끼게 한다.[6]

일시적인 쾌감임에도 뇌는 이 기분을 느끼고자 반복적이고 습관적으로 담배를 피우고 싶다는 욕구를 불러일으킨다. 하지만 담배를 많이 피우면 뇌의 두께가 얇아지고 언어 능력과 사고력, 기억력이 떨어진다.

미국 예일대학교 정신과에서 실시한 연구에서 흡연자의 뇌는 비흡연자의 뇌보다 왼쪽 대뇌피질이 얇을 뿐 아니라 흡연량이 많고 흡연 기간이 길수록(어린 나이에 흡연할수록) 대뇌피질의 두께가 더 얇아지는 것으로 밝혀졌다.[7]

또한 담배와 뇌에 대한 동물 실험의 결과, 흡연이 뇌세포를 파괴시키고 뇌세포의 성장을 막는 것으로 나타났다. 프랑스국립보건의학연구소는 쥐를 4개 그룹으로 나누어 3개 그룹에 각각 매일 니코틴을 저단위, 중단위, 고단위로 42일 동안 흡입하게 한 뒤 쥐의 뇌를 해부했다. 그 결과 중단위와 고단위 그룹은 저단위 그룹과 비교했을 때 뇌세포 소멸률이 확연히 높고 새로운 세포의 생성률은 50% 낮은 것으로 나타났다. 또한 니코틴을 흡입한 그룹은 비교 그룹에 비해 뇌의 석응력, 학습력, 기억력과 관세가 있는 단백질 PSA-NCAM의 분비량이 적었다.[8]

신체 활동과 근육 감소의 무서움

누워 있거나 앉아 있는 시간이 길수록 노화가 빨라진다. 특히 움직이지 않으면 근감소증이 일어난다.

54세 L씨는 사무직 여성으로 야간의 폭식과 어지러움을 동반한 습관성 구토, 식욕부진, 무기력증 등을 호소했다. 환자는 6개월간의 섭식장애로 체중이 평소보다 20kg 빠진 상태에서 자녀들의 손에 이끌려 이동식 침대에 누운 채 진료를 보러 왔다. 이 환자는 경관식이로 영양분을 섭취하기 시작했으나 원인 없는 인지기능 저하 증상을 보였고, 9개월이 지난 뒤 결국 사망하고 말았다.

이처럼 우리 인간에게는 근육의 역할이 중요한데 나이 들수록 근육을 잃어버리는 양과 속도가 점점 빨라진다. 그래서 L씨처럼 급격히 체중이 줄면 근육도 빠져 몸뿐 아니라 뇌에도 이상이 나타난다.

근감소증 sarcopenia은 그리스어의 근육을 뜻하는 'sarx'와 감소되다는 'penia'가 합성된 단어로, 노화에 따른 골격 근육량의 감소와 근육 기능의 저하를 뜻한다. 나이 들면 체중은 늘지 않아도 체지방이 증가하고 근육량이 감소하는 체성분의 변화가 생긴다. 이는 신경계 이상, 호르몬의 변화, 영양 상태의 불균형, 신체 활동의 감소, 만성 염증의 지속 등이 관여한다고 알려져 있다.

근감소증이 생기면 외부에서 가해지는 힘에 제대로 대응하지 못해 낙상이나 외상, 기능장애가 증가해 삶의 질이 저하되고, 결국 사망에 이르게 된다. 40~80세 성인은 평균 30~50% 근육량이 감소하는데, 60세 이상이면 그 기능이 매년 3% 정도 저하된다고 한다. 근육량 감소와 그 기능(근력)의 저하는 자연스러운 노화 과정으로 볼 수 있지만, 최근에는 노년 인구의 증가로 근감소증이 사회적·경제적·의학적으로 심각한 문제로 인식되고 있다.[9]

앞서 살펴본 사례처럼 움직임이 줄어 발생한 근감소증은 인지

기능 저하도 일으킬 수 있는데, 이런 환자는 우리가 생각하는 것보다 훨씬 많다.

자녀의 이민 문제로 걱정스러운 마음에 두 달 전부터 식사량이 줄고 외출을 거의 하지 않았던 P씨는 두 달에 걸쳐 체중이 8kg 정도 감소했는데, 내원한 날에는 수저를 들 힘조차 없어 응급실로 실려 온 상황이었다.

그냥 우울한 감정 때문인 줄로만 알았던 P씨의 상태는 심리적 문제로 보기에는 상태가 너무 심각했다. 결국 P씨가 보인 다양한 신경계 이상은 지나친 식욕 저하에서 비롯된 근감소증이 원인이었다. 근감소증으로 전해질 이상이 발생해 인지기능 저하와 사지 마비, 발음장애가 생긴 것이었다.

이처럼 나이가 들면 근육이 줄어들 수밖에 없다고 당연하게 받아들일 것이 아니라 평소 꾸준한 운동을 통해 근육량을 늘리고 근력을 키워야 한다. 실제로 근감소증이 있으면 심혈관질환은 3.6배, 당뇨병 3배, 고혈압은 2배까지 증가한다는 국내 연구 결과가 있다. 그러므로 체중을 줄이는 데 신경 쓰기보다 근육량을 유지하고 근력을 강화시키는 운동을 해야 한다.

지금껏 몰랐던 잘못된 식습관

잘못된 식습관은 노화를 빠르게 진행시키는 또 다른 요인이다.

특히 포화지방은 체내 염증을 높이는 성분으로, 지방 저장 세포의 유전자를 자극해 당뇨병이나 각종 심혈관질환을 일으킬 수 있는 염증을 만들어낸다. 게다가 밀가루, 설탕 위주의 식습관은 염증 유발 분자를 과량 생산하고, 포장 음식이나 인스턴트식품은 체내에 독소를 쌓이게 하고 면역력 저하와 혈관 손상에 영향을 미친다.

뇌세포는 오메가-3 지방산을 최대 40% 함유하고 있다. 그러다 보니 우리 뇌에는 어떤 세포보다 오메가-3 지방산의 역할이 크다. 미국 학술지 《신경의학Neurology》에 실린 캘리포니아주립대학교 연구에 따르면 DHA(오메가-3 성분) 수치가 낮은 하위 25% 그룹은 상위 25% 그룹보다 뇌 용량이 적었으며, 문제해결력이 떨어지는 것으로 나타났다.

또한 설탕 등 단순탄수화물의 섭취도 줄여야 한다. 과도하게 섭취하면 체중 증가뿐 아니라 알츠하이머병이나 제2당뇨병, 사고의 내용이나 과정, 표현에 있어 이상이 있는 상태인 사고장애 등의 문제로도 이어질 수 있다. 미국 컬럼비아대학교의 연구 결과에 따르면 매일 2.5티스푼의 설탕을 추가해도 알츠하이머병 위험이 54% 높아질 수 있다고 한다.[10]

탄수화물이 과하면 혈당을 높이고 과도한 포도당은 체내의 각종 세포를 '당화'라는 과정을 통해 노화시킨다. 그리고 과도한 포도당은 곧바로 지질로 전환되어 우리 몸에 쌓이게 된다. 몸에 저밀도 지방단백질^{LDL}이나 중성지방의 비율이 높으면 우리는 흔히 지방 섭취가 과다해 그런 것으로 생각하는데, 이는 지방뿐 아니라 설탕 등 탄수화물을 지나치게 섭취했을 때 생긴다.

밤이 두려운 사람들, 만성불면

20년 동안 치매를 앓던 어머니가 사망한 뒤 삼남매는 치매 걱정에 내원했다. 막내딸이 특히 문제였다. 불면증이 심해 10년 동안 수면유도제로 시작해 진료를 보러 왔을 때는 수면제와 수면유도제, 진정제, 신경이완제 등 다량의 약을 먹고도 잠을 잘 수 없는 상태였다. 더구나 낮에는 약 기운에 정신을 차릴 수 없다고 했다. 다량의 수면제를 먹으면 엄마처럼 치매가 오지 않을까 두려웠지만, 잠을 자지 못하면 일을 할 수 없어 수면제를 끊지 못한 채 양을 점점 늘려 복용하고 있었다. 그렇다면 수면제의 복용은 정말 치매의 원인이 될까?

현대인 대다수는 수면의 질이 좋지 않다. 나이 들어 시간 여유가 생겼다고 해서 수면의 질이 높아지지도 않는다. 숙면을 취할 여건이 갖춰졌음에도 몸이 제대로 말을 듣지 않기 때문이다. 잠을 푹 자고 싶어도 그럴 수가 없어 밤이 고역인 사람이 의외로 많다. 마흔 살을 넘기면서 잠에 문제가 생기고 그 정도가 더 심해지는 이유는 나이 들수록 수면 시간이 줄고 수면의 질도 떨어지기 때문이다.

다음 그래프는 신경과학 분야 학술지인 《뉴런Neuron》의 '수면과 인간 노화'에 실린 것이다. 두 그룹의 시간에 따른 수면 단계

[그림10] **시간에 따른 수면 단계**

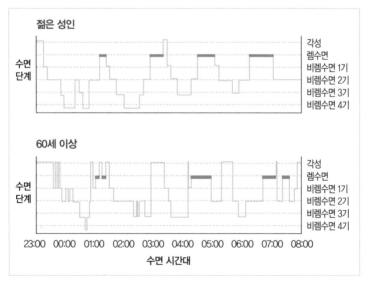

느리게 나이 드는 기억력의 비밀

그래프를 보면 상당한 차이를 보인다.[11] 비렘수면은 얕은 수면인 1-2기 수면과 깊은 수면인 3-4기 수면으로 구성되어 있다. 그리고 렘수면-비렘수면은 약 90~120분 주기로 반복되며 정상적으로는 하룻밤에 약 5회의 주기를 가진다.

[그림10]의 그래프를 보면 젊은 사람은 잠드는 데 시간이 얼마 안 걸리고 수면 전반기에 가장 깊은 잠인 4단계 비렘수면에 몇 차례 머무는 반면 나이 든 사람은 잠들기도 어렵고 4단계를 거의 경험하지 못한다. 또한 젊은 사람은 아침에 일어났을 때 기억나지 않을 정도로 한두 번 잠깐 잠에서 깬다. 반면에 나이 든 사람은 수시로 깨고 지속 시간도 길어 이를 합치면 깨어 있는 시간이 한 시간을 훌쩍 넘긴다. "나이 들수록 새벽잠이 없어져" 라고 말하는 사람이 있는데, 나이 들면 새벽잠이 없어지는 게 아니라 '잠의 질이 나빠진다'는 게 정확한 표현이다.

30대 후반 늦은 나이에 결혼해 40세에 아이를 출산한 H씨는 오랫동안 아이와 함께 자면서 수면의 질이 떨어지고, 숙면을 취하지 못해 회사의 중요 업무를 처리하는 데 지장이 있었다. 실제 검사에서도 집중력이 떨어져 일상생활조차 유지하기가 어려울 정도였다. 결국 몸에 이상이 온 H씨는 아들과의 잠자리를 분리하고 멀지 않은 거리는 걸어다니기 시작했다. 그러자 건망증이 개선되고 일상적으로 느꼈던 만성피로도 많이 해소되었다.

이처럼 수면은 우리가 생각하는 것 이상으로 삶에 큰 영향을 끼친다. 수면과 뇌의 상관관계가 깊으니만큼 수면장애와 관련해서는 후반부에 자세히 설명하겠다.

고혈압과 고지혈증, 당뇨 3대 만성질환

노화를 가속화시키는 3대 만성질환에는 고혈압, 고지혈증, 당뇨가 있다. 이들 만성질환은 심뇌혈관 질병과 치매 등 각종 중증 질환과 밀접하게 연관되어 있음에도 지속적인 치료가 절반 정도밖에 이루어지지 않고 있다.

만성질환의 치료는 식습관과 생활 습관의 개선이 필요하고 약물요법도 병행해야 한다. 또한 만성질환은 조금 신경 쓰고 관리한다고 해서 금방 개선되는 것이 아니라 평생 관리가 필요하다. 3대 만성질환에 대해선 다음 장에서 좀 더 자세히 살펴보겠다.

04

노화를 앞당기는 3대 질환

우리나라 3대 만성질환인 고혈압과 고지혈증, 당뇨병(고혈당)은 우리 몸의 모든 혈관을 서서히 죽이는 질병이다. 심장과 뇌로 가는 혈관을 중추 혈관이라고 하는데, 이는 생명과 직결되어 있다. 고혈압, 당뇨병, 고지혈증은 생명과 직결된 중추 혈관을 병들게 한다. 이들 질병은 각각 다른 질환이라기보다 '한통속' 질환이다. 콜레스테롤이 높으면 고혈압 위험이 높아지고, 혈압이 높으면 당뇨병 위험이 상승하며, 당뇨병이 있으면 고지혈증 위험도 덩달아 높아진다.

소리 없는 죽음의 악마, 고혈압

고혈압은 뚜렷한 증상이 없어 건강검진이나 병원 진찰 중에 우연히 발견되는 경우가 적지 않다. '소리 없는 죽음의 악마'라고 불릴 정도로 증상이 없는 경우가 대부분이다.

고혈압은 혈압이 정상보다 올라가 있는 상태를 말한다. 혈압을 1회만 측정하여 고혈압을 진단하는 것이 아니라 처음 측정한 혈압이 높은 경우 1일 간격을 두고 최소 2번을 더 측정한다. 현재 우리나라는 수축기 혈압 140$mmHg$ 이상이거나 이완기 혈압 90$mmHg$ 이상인 경우를 고혈압이라고 정의한다.

고혈압은 혈압 상승을 유발하는 특정한 원인이 있는지에 따라 일차성(본태성)과 이차성으로 나뉜다. 일차성 고혈압의 경우 아직 뚜렷한 원인은 밝혀지지 않았지만 한 가지 원인으로 유발되지 않는다. 운동 부족, 스트레스, 복부 비만, 칼륨 결핍, 비만, 염분에 대한 민감도 증가, 알코올 섭취, 비타민D 결핍 등이 발병과 관련이 있는 것으로 알려져 있다. 위험 인자에는 노화, 유전적 요인, 가족력도 포함된다.

현재 고혈압 환자의 90%는 일차성 고혈압이다. 일차성 고혈압 가운데 노인성 고혈압은 노화 현상으로 탄성섬유(엘라스틴)의 양이 줄어들어 혈관의 탄력이 줄고 딱딱하게 경직되기 때문에 나타난다. 결국 심장에서 나오는 혈액의 압력이 고스란히 혈관 벽에 전달되면서 혈압이 상승하는 것이다. 나이 들수록 대동맥 등 중심 동맥도 탄력이 떨어져 경직된다. 중심 동맥은 심장에서 뿜어내는 압력을 직접 접하는 동맥으로, 나이 들어 이곳의 탄력이 떨어지면서 피를 분출해 내는 능력이 저하된다. 여기에 고지혈증이 발생하면 동맥경화증arteriosclerosis을 불러와 대동맥 등 중심 혈관이 딱딱해지고 맥의 파형이 전달되는 속도가 빨라져 맥압의 형태를 변화시킨다. 결국 혈관 내 파형의 변화를 일으켜 중심 동맥압을 증가시킨다. 그래서 고혈압이 발생하게 된다.

속빌성 고혈입으로 불리는 이차성 고혈압은 혈압 상승을 기저올 만한 특정한 원인 질환이 확인된 고혈압으로, 기저질환을 치료하면 정상 혈압으로 돌아온다.

일반적으로 고혈압은 시간이 지나면서 뇌, 심장, 신장, 눈 등 다양한 장기에 합병증을 유발할 수 있다. 고혈압이 심뇌혈관질환의 발생과 사망 위험을 크게 높인다는 것은 잘 알려진 사실이다. 그런데 고혈압이 조절되지 않고 방치될 경우 뇌경색이나 뇌출혈에 따른 합병증, 심장 기능 저하에 따른 합병증 등으로 일상생활을 영위하기 어려울 가능성이 높아진다.

합병증이 더 무서운
고지혈증(이상지질혈증)

고지혈증은 필요 이상으로 많은 지방 성분 물질이 혈액 내에 존재하면서 혈관 벽에 쌓여 염증을 일으키고, 그 결과 심혈관계 질환을 일으키는 상태를 말한다. 최근에는 비정상적인 혈액 내 지질 상태를 이상지질혈증dyslipidemia으로 정의하기도 한다.

금식 후 채혈 검사를 해서 수치상으로 총콜레스테롤 $200mg/dl$ 이하, LDL $100mg/dl$ 이하, 중성지방은 $150mg/dl$ 이하(병원마다 정상치는 다를 수 있음), HDL $60mg/dl$ 이상이 정상이다. 병원마다 차이가 있겠지만 이 수치를 토대로 자신의 혈액 수치가 정상인지를 확인하면 된다. 고지혈증이 있다는 사실을 세부 항목별로 알고 있으면 좋은데 총콜레스테롤이 높을 때와 LDL 콜레스테롤이 높을 때, 중성지방이 높을 때에 대한 의학적 의미가 다를 수 있기 때문이다.

사실 증상은 자각하기가 쉽지 않은데, 고지혈증이 발생해 생기는 합병증은 대부분 중한 질병이다. 특별한 증상이 나타나진 않지만 죽상동맥경화증 같은 관상동맥심질환, 협심증·심근경색·고혈압 등 심혈관질환, 뇌졸중 등 뇌혈관질환뿐 아니라 고중성지방으로 인한 췌장염이 발생할 수 있으며 이런 경우 복통으로 나타날 수 있다.

일부 환자의 경우 아킬레스건에 황색종xanthoma(콜레스테롤이나 다른 지질脂質이 피부에 침착해 생기는 황색의 종양)이 생길 수도 있다. 눈꺼풀에 황색판종xanthelasma(눈꺼풀에 생기는 가장 흔한 황색종의 형태)이 나타나기도 한다.

축적된 나쁜 생활 습관의 결과, 당뇨

당뇨병은 인슐린의 분비량이 부족하거나 정상적인 기능이 이루어지지 않는 대사질환의 일종으로, 혈중 포도당의 농도가 높아지는 고혈당이 특징이다. 고혈당으로 여러 증상과 징후가 나타나고, 소변을 통해 포도당이 배출된다.

당뇨병은 제1형과 제2형으로 구분된다. 제1형 당뇨병은 혈당 조절에 필요한 인슐린을 전혀 생산하지 못하는 것이 원인이 되어 발생하는 질환으로, 주로 어린 나이부터 시작되어서 '소아 당뇨병'으로 알려져 있다. 인슐린이 상대적으로 부족한 제2형 당뇨병은 인슐린 저항성insulin resistance(혈당을 낮추는 인슐린 기능이 떨어져 세포가 포도당을 효과적으로 연소하지 못하는 것)을 특징으로 한다. 이는 식생활의 서구화에 따른 고열량·고지방·고단백 식단, 운동 부족, 스트레스 등 환경적 요인이 크게 작용하는 것으로 보인다.

당뇨병은 초기에 전형적인 증상이 없다는 것이 문제다. 약한 고혈당에서는 대부분의 환자가 증상을 느끼지 못하거나 모호해서 당뇨병이라고 생각하기 어렵다. 혈당이 많이 올라가면 갈증이 나서 물을 많이 마시게 되고, 소변량이 늘어 화장실에 자주 가고, 체중이 감소한다. 그리고 오랜 기간 고혈당 상태가 유지되면 신체를 통해 합병증이 발생한다. 대표적인 것이 망막병증(실명할 수 있음), 신기능장애(신기능 저하로 심할 경우 투석이 필요함), 신경병증(저림과 통증)이고 심혈관계질환의 위험성이 높아지기도 한다.

당뇨병은 8시간 이상 금식 후 측정한 혈당이 $126mg/dl$ 이상이거나 식후 2시간 혈당이 $200mg/dl$ 이상(정상은 $140mg/dl$ 이하) 또는 당화혈색소가 6.5% 이상(정상은 5.6% 이하)일 때로 정의한다. 하지만 공복혈당이 $100{\sim}126mg/dl$에 있거나 식후 2시간 혈당이 $140{\sim}200mg/dl$에 놓여 있거나 당화혈색소가 5.6~6.5%에 있는 등 어느 것 하나라도 해당되면 당뇨병 전 단계로 예비 당뇨 환자다.

당화혈색소는 적혈구에 있는 빨간 혈색소가 포도당과 결합한 비율을 말하는데, 그 수치는 지난 2~3개월간 혈당치에 따라 반영된다. 하루의 혈당치는 그날그날의 탄수화물 섭취량이나 운동량 등으로 쉽게 변하지만, 당화혈색소는 지난 2~3개월간 혈당량을 반영하는 것이어서 당뇨병 판정에 중요한 수치다.

사실 뇌졸중, 치매 등 신경 관련 질환은 60대 이상의 노년기에만 오는 것이 아니라 30, 40대 젊은 사람에게도 온다. 그러므로 젊을 때부터 자기관리 차원에서 건강에 신경을 써야 한다.

1부에서는 뇌의 기본 구조와 뇌가 나이 들어감에 따라 나타나는 변화를 알아보고, 노화를 앞당기는 원인과 습관을 간략하게 정리해 보았다.

이후 2부에서는 실제로 자신의 상태가 어떠한지 체크해 보고, 건강한 몸과 늙지 않는 뇌를 만드는 구체적인 7가지 습관에 대해 알아보도록 하겠다.

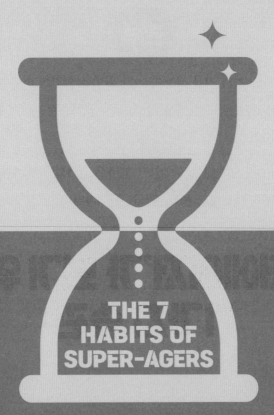

THE 7
HABITS OF
SUPER-AGERS

2부

⋮

따라 하기

'슈퍼에이저'가 되기 위한
7가지 습관

05

하나, 일상 점검:
당신의 뇌는 '안녕'하십니까

전직 야구선수인 42세 H씨는 자고 일어나 보니 오른쪽 팔과 다리가 제대로 움직이지 않고 갑자기 발음이 어눌해져 응급실에 내원했다. 그는 키 185cm에 체중 112kg으로 운동을 그만두고 나서 체중이 갑자기 20kg 늘어 걱정하긴 했지만 사회 체육을 꾸준히 하고 있었다. 다만 새로 들어간 직장에서 뒤처지지 않기 위해 자주 회식에 참석하다 보니 늦은 저녁에 식사하는 경우가 많았고, 술과 흡연 빈도수가 자꾸 늘고 있었다. 반면 운동량은 선수 시절과 비교했을 때 10분의 1도 되지 않았다.

전직 운동선수여서 체력적으로 문제가 없었기 때문에 오른쪽 팔과 다리 마비의 원인이 뇌혈관 동맥경화에 의한 뇌경색이라는 것은 H씨에게 충격이었다. 건강검진에서는 별다른 문제점을 발견하지 못했는데, 이미 뇌혈관 왼쪽의 중대뇌동맥이 막혀 있었다. 본인이 느끼지 못하는 사이 수축기 혈압이 $160mmHg$ 아래로 떨어지지 않았고, 고지혈증과 고혈당까지 있었다. 그 후 H씨의 팔과 다리 마비는 호전되었지만 더는 사회인 야구를 할 수 없게 되었다.

여기서 우리는 나이와 상관없이 질병이 찾아올 수 있다는 사실을 다시 한번 확인할 수 있다. 그럼 42세의 젊은 나이에 뇌졸중에 걸리지 않으려면 어떤 원칙을 가지고 자기관리를 해야 할까? 먼저 뇌 건강을 위해 평소 얼마나 움직이는지, 언제 식사하는지, 몇 시에 자고 몇 시에 일어나는지 등 자신의 생활 습관부터 체크해야 한다. 우리는 매일 무의식중에 습관대로 일어나 움직이고 먹기 때문이다.

본격적으로 일상 점검에 들어가기 전 다음 7가지 질문에 먼저 답해 보자.

첫 번째, 규칙적인 수면 습관을 유지하는가?
두 번째, 건강에 좋은 영양가 있는 음식을 골고루 섭취하는가?

세 번째, 매일 정해진 시간에 운동하는가?

네 번째, 스트레스를 받는 일이 무엇인지 적고 관리하는가?

다섯 번째, 인지 능력을 강화하기 위해 뭔가 하고 있는가?

여섯 번째, 더 나은 자신이 되기 위한 방법을 찾는가?

일곱 번째, 최적의 생산성을 유지하기 위한 방법을 찾는가?

이들 질문 가운데 "예"라는 답이 몇 번 나왔는가? 혹시 모든 질문에 "아니오"라는 부정적인 답을 하지 않았는가? 만약 그렇더라도 절망할 필요는 없다. 인지하기 시작했다는 것 자체가 변화를 위한 첫걸음이니 말이다.

30일간
하루 일과 분석하기

뇌 건강은 '현실'을 깨닫는 것에서 시작된다.

최적의 컨디션을 위해 일과를 체크해야 하는데, 개인적으로는 스마트반지를 사용해 하루를 비교적 정확하게 평가하고 있다. 현재 사용하는 스마트반지는 활동과 수면, 체온, 호흡 수, 운동의 경우 격한 운동부터 단순한 걷기까지 확인할 수 있다. 활동하고 있지 않는데도 평소와 달리 호흡 수가 달라지거나 체온이 상승하는 등 건강의 적신호가 커지면 스마트폰에 자동 연동되어 알람이 울린다. 얼마 전 국내 전자제품 대기업에서도 스마트 시계뿐 아니라 반지를 출시한다는 기사를 접한 적이 있다(그 외에도 건강을 체크해 주는 저렴한 스마트 기기가 있으니 적극 활용해 보기를 바란다).

개인적으로 예전에는 베개에 머리만 대면 잠이 드는 '꿀잠족'이었다가 나이 들고 갱년기가 오면서 잠자리에 드는 시간이 앞당겨지고 새벽 2, 3시에 잠이 깨면 다시 잠들기 어려웠다. 할 일이 산더미인데 새벽에 너무 일찍 일어나면 그날 하루를 어떻게 보내야 할지 걱정됐다. 그래서 한 달 동안 일과를 분석해 보았더니 잠에서 일찍 깨어 아침을 피곤하게 맞이한 날은 다음과 같았다.

- 낮에 너무 바빠서 운동할 시간이 없었을 때
- 여유 시간에 있어 30분에서 1시간 정도 낮잠을 잤을 때
- 저녁에 음주를 포함해 과식했을 때
- 커피를 5잔 이상 마셨을 때
- 잠이 오지 않는데도 다음 날 피곤할까 봐 저녁 9시부터 잠자리에 들었을 때
- 새벽에 깼는데 잠을 더 자려고 이불을 붙잡고 두세 시간

그냥 누워 있었을 때

- 저녁에 고기류나 기름진 음식을 먹었을 때

이런 식으로 한 달간 일상을 관찰하는 시간을 가진 뒤 다음과 같은 수면 원칙을 세웠다.

- 오후 6~8시에 운동을 하되 잠자기 2시간 전에 끝낼 것
- 낮잠은 가능하면 15분 이내로 줄일 것
- 외식할 때 소량의 음식을 먹을 것(16시간 간헐적 단식을 하려고 노력하는 중)
- 키피는 하루 한 잔으로 줄일 것
- 잠자는 시간을 10시 30분으로 정하고, 가능하면 그 시간에 잠자리에 들 것
- 자기 전 30분에서 1시간 정도 독서할 것
- 자다가 중간에 깨면 자리에서 일어나 급한 일을 처리하거나 자기 전에 보던 책을 읽을 것

나만의 원칙을 정하고 난 뒤 이를 지키면서 다시 꿀잠족으로 돌아갈 수 있었다.

우리는 살면서 병원을 찾을 정도는 아니지만 몸이나 마음이 보

내는 다양한 불편함을 느끼곤 한다. 물론 의료진의 도움을 받아야 하는 증상도 많다. 하지만 몸이 보내는 작은 신호에 귀 기울이고 그 원인을 자신에게서 찾아보려는 노력을 먼저 권유하고 싶다. 이번 장에서는 무심코 지나쳤던 시간의 기록을 통해 자신에게 맞는 정확한 해결책을 찾도록 구체적 가이드를 제공하고자 한다.

체크리스트:
"오늘 하루 안녕한가요"

다음은 일반적인 일상 점검을 위한 리스트다. 매일 하는 것이 좋지만, 규칙적으로 할 자신이 없다면 일주일에 한 번씩 주기적으로 하는 것이 더 정확한 결과를 얻을 수 있다. 연령이나 건강 상태, 생활 환경 등에 따라 필요한 항목을 추가하거나 제외할 수도 있다. 예를 들어 노인의 경우 골다공증, 낙상 등의 위험을 고려해 뼈 건강을 점검하는 항목을 추가한다. 당뇨병 환자의 경우 혈당 수치를 더 자주 확인한다.

자신에게 맞는 질문지를 만들기 귀찮다면 다음에 나오는 리스트만이라도 점검해 보자. 다시 한번 강조하지만 건강한 뇌는 건강한 신체에 깃든다.

내 몸은 안녕한가

1) **수면: 충분한 수면을 취했는가** ☐

   성인의 경우 최소 7시간, 이상적으로는 8시간을 자야 한다.

2) **식습관: 건강한 식단을 유지하고 있는가** ☐

   과일, 채소, 통곡물, 저지방 단백질을 충분히 섭취하고 가공 식품, 설탕, 포화지방, 트랜스지방 섭취를 줄인다.

3) **운동: 규칙적으로 운동을 하는가** ☐

   성인의 경우 일주일에 최소 150분의 중등도 운동 또는 75분의 고강도 운동을 한다.

4) **체중: 건강한 체중을 유지하고 있는가** ☐

   체질량지수^{BMI}가 18.5~22.9인 경우 정상이나[(BMI=체중(kg)/신장$(m)^2$].

5) **혈압: 정상 혈압을 유지하고 있는가** ☐

   수축기 혈압 120$mmHg$ 이하, 이완기 혈압 80$mmHg$ 이하가 정상이다.

6) **혈당: 정상 혈당을 유지하고 있는가** ☐

   공복 혈당 126mg/dl 이하, 식후 2시간 혈당 200mg/dl 이하가 정상이다.

7) **콜레스테롤: 정상 콜레스테롤 수치를 유지하고 있는가** ☐

   총콜레스테롤 200mg/dl 이하, LDL 콜레스테롤 130mg/dl 이

하, 중성지방 150mg/dl 이하가 정상이다.

8) 스트레스: 스트레스를 적절하게 관리하고 있는가 ☐

스트레스를 받으면 피로, 두통, 불안, 우울 등 증상이 나타날 수 있다.

내 멘탈은 안녕한가

1) 기분: 감정 기복이 적고 편안한가 ☐

우울하고 불안, 초조 등 증상이 있으면 정신건강 전문의의 상담을 받아보는 것이 좋다.

2) 수면: 중간에 깨지 않고 푹 자는가 ☐

잠들기 어렵거나 새벽에 자주 깨거나 아침에 일어나서 피곤함을 느낀다면 수면의 질에 문제가 있는 것이다.

3) 식욕: 식사를 잘하는가 ☐

식욕이 없거나 지나치게 많이 먹는다면 신체적·정신적 건강에 문제가 있는 것이다.

4) 활력의 수준: 기력이 떨어지진 않았는가 ☐

피로감이 심하거나 무기력함을 느낀다면 신체적·정신적 건강에 문제가 있는 것이다.

5) 집중력: 작업할 때 주의 집중이 잘 되는가 ☐

일하거나 공부할 때 집중하기 어렵다면 집중력에 문제가

있는 것이다.

6) 기억력: 정보가 잘 떠오르는가 ☐

새로운 정보를 기억하기 어렵거나 이전에 알고 있던 정보를
기억하지 못한다면 기억력에 문제가 있는 것이다.

평소와 다른 점이 발견되면 주의를 기울여 개선 방법을 찾아야
한다. 수면이 부족하다면 취침 조건이나 시간에 변화를 준다. 또한
식습관이 불균형 상태라면 건강한 식단으로의 재조정이 필요하
다. 이 외에도 일상에 문제가 생겼다면 변화를 주어 환경 조건이
나 생활 패턴을 조정해 최적의 상태를 회복하도록 노력한다.

내 건망증은
병적? 자연적?

강의 도중 자주 사용하는 의학용어가 떠오르지 않은 적이 있
다. 말할 때 막힘없이 하는 편이어서 무사히 넘어가긴 했지만, 순
간 당황스러웠다. 강의를 마치고 나서 강의 전날 무엇을 했는지,
뇌 기능에 나쁜 습관은 없었는지 확인한 뒤 잊어버렸던 단어를
자기 전 10번을 되뇌었다. 이후 다른 강의에서 그 단어를 노련하

게 구사하고 나서야 안도의 한숨을 내쉰 적이 있다. 그렇다면 이 것은 노화에 따른 단순한 건망증일까, 병적인 건망증이 되어가는 것일까?

노화에 따른 미묘한 변화인 '쉬운 단어 기억 상실증'은 나이가 들면 나타나는 자연스러운 것이다. 여기서 궁금한 것은 이런 자연적인 건망증이 과연 병적인 거냐 아니냐 하는 점이다. 간단한 구별법은 노화에 따른 건망증은 '내가 심각하게 느끼는 것', 병적인 건망증은 '남이 나보다 더 심각하게 여기는 것'이라는 점이다. 여기서 중요한 것은 병적인 건망증도 빨리 일상생활을 점검하고 변화를 꾀하면 회복할 수 있다는 사실이다.

수년 전 투어 가이드 직업을 가진 두 명의 환자가 비슷한 시기에 건망증으로 내원했다. 당시 알츠하이머 치매 진단을 받은 두 사람의 운명은 다음과 같이 갈렸다.

선택 ① 활기찬 모습으로 생활하기

48세 C씨는 20년 이상 유럽 중심으로 가이드 투어를 했던 베테랑 여행 가이드였다. 여행객 한 팀을 인솔하고 로마에 갔다가 갑자기 수십 번 갔던 로마의 길이 낯설게 느껴지고, 한두 번 반복하면 외워지던 손님의 이름이 더운 날씨 탓인지 외워지지 않았다고 한다. 검사해 보니 C씨는 알츠하이머 유전자를 가지고 있었

[그림11] C씨의 아밀로이드 PET 검사

C씨의 아밀로이드 PET

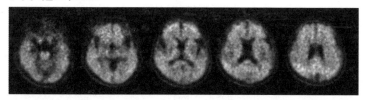

52세 정상인의 아밀로이드 PET

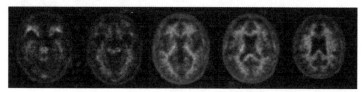

아밀로이드 PET 검사에서 C씨는 심각한 아밀로이드 축적을 보여 고위험군으로 판단되었음

다. 알츠하이머병을 일으키는 아밀로이드 단백질 축적을 보는 아밀로이드 PET 검사에서도 중증의 알츠하이머병으로, 이미 이 병이 치매를 일으킨 상태로 확정 진단되었다.

그때부터 C씨와 그의 배우자는 건강을 되찾기 위해 적극적으로 노력하기 시작했다. 약물 치료를 병행하긴 했지만, 낮밤이 자주 바뀌는 유럽 가이드를 과감히 포기하고 국내 여행과 시차 차이가 나지 않는 해외여행 가이드 일을 시작해 수면의 질을 개선했다. 특히 주치의로서 칭찬해 주고 싶었던 것은 매일 단 한 번도 놓치지 않고 쓴 일기였다.

[그림12] 알츠하이머병을 진단받은 환자가 쓴 일기

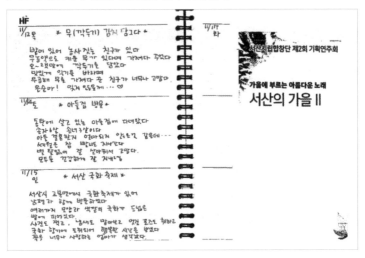

C씨는 매일 자신의 생활을 기록하면서 간략한 소감을 곁들였음

또한 운동을 비롯해 적극적으로 새로운 활동(이를테면 연극을 보고 대본 구해 외우기, 배우자와 댄스스포츠 배우기)을 찾아 부지런히 몸을 움직였다. C씨는 6년이 지난 지금도 건강한 모습으로 활기차게 살아가고 있다.

선택 ② 무기력한 모습으로 생활하기

국내 여행 해설사인 50세 D씨는 건망증으로 내원했다. 국내 명소에 가서 그 장소에 얽힌 역사를 설명해야 하는데, 말이 입안에서 맴돌 뿐 적절한 단어가 떠오르지 않아서 곤란한 적이 있었다고 한다. D씨 역시 알츠하이머 유전자를 가지고 있었으며, 뇌의 아밀로이드 PET 검사에서 심한 축적을 보이는 알츠하이머 치매로 확정 진단되었다.

진단을 받은 D씨는 배우자가 도와주려고 했음에도 계속 집 안에서만 지내려고 하면서 운동도 거의 하지 않았다. 게다가 진료실에서 매번 설명해 주는 신체·인지 활동도 전혀 하지 않았다. 삶에 대한 원망과 소극적인 대처로 지금 D씨는 혼자서 식사를 챙기지 못해 주간보호시설에서 다른 사람의 도움을 받아야 하는 상황이 되고 말았다.

C씨와 D씨는 왜 이른 나이에 알츠하이머병 진단을 받게 된 것일까? 바로 두 사람이 가지고 있던 유전자형(ApoE 3/4) 때문이었다.

치매는 보통 고령의 노인에게서 발병하는 경우가 많다. 하지만 비교적 젊은 40~50대에도 발병할 수 있다. 65세를 기준으로 했을 때 65세 이전에 발병하는 치매를 '조발성 치매'라고 한다. 그중 가장 많은 비중을 차지하는 것이 '조발성 알츠하이머병'으로, 전체 치매 환자의 약 10%가 이에 해당된다. 그런데 젊은 나이에 발병하는 알츠하이머병은 유전성인 경우가 많다.

현재까지 확인된 유전성 알츠하이머병의 원인 유전자는 APP 유전자, PSEN1 유전자, PSEN2 유전자 등 3가지다. 이 3가지 유전자 변이가 생기면 치매는 20~30대에도 발병할 수 있다. 이 외에 ApoE 유전자도 알츠하이머 치매를 일으키는 중요한 역할을 한다. 건강검진을 받으러 갔을 때 치매 유전자 검사를 한다고 하면 이 유전자 검사일 가능성이 높다.

ApoE 유전자는 19번 염색체의 장완(q-arm, queue)에 위치하며, 3가지 대립유전자 2, 3, 4의 동위형Isoform E2, E3, E4가 존재하고 이들 조합을 통해 6개 유전형(E2/E2, E2/E3, E2/E4, E3/E3, E3/E4, E4/E4) 다형성polymorphism이 존재한다. 이 다형성은 심혈관계질환, 알츠하이머병의 발생 위험과 많은 관계가 있다. E4 단백은 총콜레스테롤의 증가, LDL 콜레스테롤의 증가와 관련이 있으며 알츠하이머 치매와 연관성이 보고되고 있다. 특히 E4/E4 유전자를 가진 경우 알츠하이머 치매 위험률을 높이는데, 이 유전자는 발병 연령을 낮추는 주요한 위험 인자로 보고되어 있다.

그렇다면 똑같은 유전자와 병을 가진 C씨와 D씨의 운명을 가른 것은 무엇일까? 두 사람의 사례를 통해 알 수 있듯 어떤 거창한 방법이 아닌 바로 일상에서의 작은 습관 차이가 우리 뇌에 완전히 다른 결과를 가져온다는 것이다.

> **Tip**

뇌 건강을 위한 일상 체크리스트

- 평균 7~8시간 양질의 수면을 취하는가?

- 영양가 있는 균형 잡힌 식품으로 식단을 차리는가?

- 하루 2시간 건강을 지키기 위한 운동을 하는가? 즉 중강도 유산소 운동(걷기와 달리기 15~30분)과 근력 운동(아령)을 병행하는가?

- 뭔가를 하고 싶지 않을 때 "아니오"라고 분명하게 말하는가?

- 인지 능력을 높이기 위해 새로운 것을 배우고, 독서를 통해 견문을 넓히고, 집중력 향상을 위한 뇌 운동을 꾸준히 하는가?

- 자신만의 개인 공간을 갖거나 취미 활동을 위한 시간을 내는가?

- 뇌가 재충전할 수 있는 시간과 공간을 제공하는가(뇌의 최적화된 능력을 위한 자연 속의 산책이나 짧은 낮잠, 가벼운 스트레칭을 하는가)?

오늘 깜빡한
단어는 몇 개?

단어나 정보는 내측 측두엽에 위치한 해마에 개별 세포로 저장된다. 갑자기 어떤 단어가 떠오르지 않는다면 그 상황은 그때 그 단어를 간직한 세포가 노화나 스트레스, 나쁜 습관, 혈관 상태로 말미암아 소멸된 거라고 말할 수 있다. 그때 빈사 상태의 기억 뇌세포를 다시 한번 자극해 주면 그 세포는 '필요한 부분이었구나!'라는 신호를 뇌한테 주게 되고 생기를 되찾게 된다.

오늘 하루 생각나지 않은 단어가 몇 개였는가? 배우의 이름일 수도 있고, 평소 잘 사용하지 않는 단어였을 수도 있다. 그때 우리의 기억 세포는 뇌사 상태에 빠졌으므로 '잊어버린 단어 되풀이하기'로 심폐소생술을 시도해야 한다. 특히 단어를 메모할 때는 예쁘게 손글씨를 쓰는 것이 좋다. 섬세한 동작을 수행하는 손이 뇌에서 가장 큰 영역을 차지하는 전두엽을 기능하도록 만들어 주기 때문이다. 따라서 손으로 메모하면 잠자는 뇌를 깨우는 뇌 피트니스를 하는 것과 다름없다.

이때 잊어버린 단어만 쓸 것이 아니라 새로운 단어(외국어나 한자 쓰기 등등)를 공부하면서 암기하길 권한다. 시작 단계에서 의욕이 앞서 많은 양을 외우려고 한다면 뇌에 과부하가 걸릴 수 있으니 가벼운 책부터 시작하는 것이 좋다. 또 좌절감에 빠져 포기하지 않도록 성취감을 가져다줄 수 있는 간단한 것에서 시작하자.

또한 몸동작을 암기하는 것은 소뇌와 기저핵, 전두엽의 세포를 활성화시킬 수 있다. 유튜브에서 검색하면 간단한 스트레칭 동작부터 따라 하면 땀이 나는 동작까지 다양한 콘텐츠를 찾을 수 있다. 또는 뒤에서 소개하는 '뇌를 자극하는 운동법'을 참고하길 바란다. 이를 매일 따라 하다 보면 색다른 신체적 변화를 느끼게 될 것이다.

천 리 길도 한 걸음부터!
10일 동안 기억력을 되살리는 5가지 습관

- 오늘 잊어버린 단어를 메모했다가 자기 전 10번 되풀이한다.
- 저녁 시간에 오늘 일어난 일을 떠올리며 예쁜 손글씨로 일과를 정리한다.
- 새로운 단어(외국어 포함) 5개를 외운다.
- 유튜브에 나온 댄스 동영상을 하루 20분 연습한다.
- 책을 3장씩 소리 내어 읽고, 그 내용을 정리한다.

06

둘, 천재의 식단 I:
무엇을, 어떻게, 얼마나 먹을까

운동 스케줄을 소화하고 건강한 식단에다 영양제까지 충분히 복용하던 47세 K씨는 브레인포그brain fog, 즉 머리에 안개가 낀 듯한 멍한 느낌이 심해 내원했다. 그는 몸에 좋은 것 위주로 식단을 구성하는데도 자꾸 살이 찌고 여기저기 아픈 데가 생긴다고 하소연했다.

그의 하소연에 무엇이 문제인지 식단을 들여다보았더니 좋은 음식과 영양제를 과용하고 있었다. 지방을 모두 제거한 고기를 '단백질 150g 이상'이라는 원칙을 세워놓고 매일 먹으면서 무려 100여 알이 넘는 각종 영양제를 복용했으며, 게다가 두 시간의

[그림13] K씨가 복용한 영양제(1일)

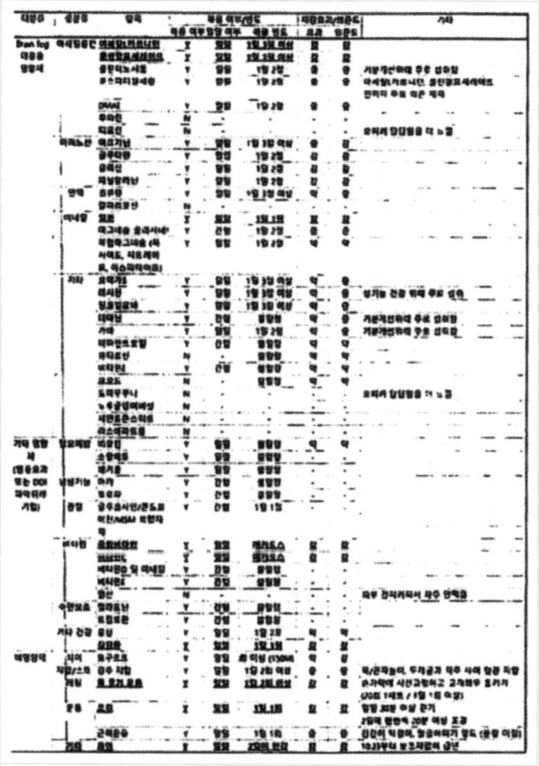

K씨는 뇌 건강을 위한 영양제와 처방약을 하루에 100여 알 복용하고 있었음

유산소 운동과 근력 운동을 마친 뒤에는 치즈와 2잔의 우유를 섭취한다고 했다. 그렇다면 왜 건강한 식생활을 하는 것처럼 보이는 K씨는 브레인포그에 시달렸던 걸까?

세계 5대 장수 지역인 일본 오키나와, 이탈리아 사르데냐, 코스타리카 니코야, 그리스 이카리아섬, 미국 캘리포니아주 로마린다는 '블루존Blue Zones(100세 장수자가 많고 만성질환 발생률이 낮아 건강하게 사는 사람들이 거주하는 지역을 말함)'이라고 불린다. 이곳에 사는 사람은 활동량이 많고 과일과 채소를 비롯한 신선한 식물성 위주의 식단 등 각각 독특한 식습관과 생활 습관을 지니고 있다. 고기 대신 생선과 통곡물을 자주 먹는 전통 지중해식 식단이 이에 속한다. 대표적인 영양 성분은 단백질, 탄수화물, 지방, 미네랄, 비타민이다.

우리 식단도 식물성 위주라는 점에서는 블루존과 유사하다. 문제는 육류와 가공식품 위주의 서구화된 식탁 문화, 흰 쌀밥과 국물 위주의 식단, 과식 등 잘못된 식습관 때문에 좋은 식단의 이점이 상쇄된다는 것이다. 최근엔 미디어에 퍼져 있는 건강 정보를 잘못 이해해서 건강식품이나 영양제를 과용해 오히려 몸을 망치는 경우도 많다.

가장 효과적인 건강법은 가장 단순하면서 당연한 규칙이라는 점을 잊어선 안 된다. 이 장에서는 일상에서 건강을 지키기 위한 쉽고 단순한 식습관 몇 가지와 식단을 짤 때 유의해야 할 점을 소개하겠다.

입이 아닌
몸이 즐거운 음식

고혈압, 당뇨 등 만성질환을 예방하려면 지방은 불포화지방으로, 탄수화물은 복합탄수화물을 선택하는 것이 좋다. 1950년대부터 (혈청 콜레스테롤을 가장 높이는) 포화지방 섭취는 심장병 발생률과 비례하고, 신선한 과일과 채소를 즐겨 먹을수록 심장병 발생률이 감소한다는 사실이 광범위한 연구에서 확인되었다.

생활이 바쁜 현대인은 손쉬운 가공식품을 많이 섭취한다. 그런데 이 가공식품에는 트랜스지방이 많다. 반면 정상적인 세포와 DNA 손상 예방에 필수적인 항산화세, 플라보노이드, 카로티노이드carotenoid(식물에 존재하는 천연 색소로 주로 붉은색, 주황색, 노란색을 띠며 테트라테르페노이드라고도 불림), 엽산, 비타민C와 비타민K 등 수만 가지 파이토케미컬phytochemical(채소와 과일에 들어 있는 식물성 화학물질로 세포 손상 억제와 면역기능 향상에 도움을 줌)이 거의 존재하지 않는다.

현대인이 즐겨 먹는 치즈, 우유 등 대부분의 동물성 식품은 포화지방의 함량이 매우 높아서 암 발생과 심장병을 일으킬 수 있다. 그래서 육류보다 통곡류나 채소를 섭취하도록 권유하는 것이다.

실제로 미국심장협회American Heart Association 소속의 영양위원회 Nutrition Committee는 "인체는 포화지방을 필요로 하지 않는다"라고 발표했다. 하루에 포화지방 5g 이상을 먹어서는 안 되는데, 우리가 먹는 과자나 음료수의 경우 포화지방이 5g을 훌쩍 넘는다.

다음을 보면 인기리에 판매 중인 과자의 영양 정보가 나와 있다. 나트륨 비율도 높지만 포화지방 수치가 이미 위험 수준을 넘어선다. 한국 식약처에서 권유하는 포화지방의 1일 섭취 기준은 15g으로 모든 가공식품의 영양성분표는 이 기준치에 맞춰 적시하도록 되어 있다. 따라서 과자 한 봉지에 포화지방 7g, 47%라고 써 있다면 1일 기준치를 초과하지 않더라도 이미 위험 수치다.

가공식품과 패스트푸드는 위험한 트랜스지방과 식품첨가물을 함유하고 있다. 아크릴아마이드acrylamide도 많이 함유하고 있는

[그림14] A 과자의 세부 영양 정보

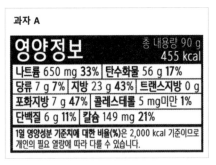

느리게 나이 드는 기억력의 비밀

데, 고온에서 식품을 굽거나 튀길 때 암을 유발하는 이 화학물질이 만들어진다. 감자튀김, 설탕이 코팅된 시리얼 등 아침식사 대용으로 먹는 가공식품 대부분에 아크릴아마이드가 많다. 이는 요리 과정에서 튀기거나 노랗게 구울 때 만들어지는 발암물질로, 찌거나 삶을 때는 만들어지지 않는다.

지방을 섭취하고 싶다면 맛있는 지방보다 건강한 지방을 섭취해야 한다. 해산물에 많은 오메가-3 지방은 산화스트레스를 줄여주고 염증도 없애는 일석이조의 식품이다. 과일과 채소도 한 종류만 먹을 것이 아니라 다양하게 섭취해야 산화스트레스를 감소시키는 효과가 탁월해진다. '색깔을 먹자'라는 캠페인을 벌이는 이유다. "몸이 원하는 음식을 먹어야 선상할 거야"라는 말은 건강한 몸을 가지고 있을 때나 통하는 것임을 잊지 말자.

적게 먹어야
젊게 산다

소식은 젊음을 유지하는 효과적인 방법이다. 소식을 어떻게 해야 하는지 모른다면 원래 먹는 양에서 3분의 2만 먹는 것부터 시작해 보자. 미국 위스콘신대학교 리처드 와인드루크^{Richard}

Weindruch 교수 연구팀은 원숭이를 대상으로 한 실험에서 평소보다 30% 소식한 원숭이가 마음껏 먹은 원숭이보다 수명이 30% 더 연장된 사실을 발견했다. 또 암이나 당뇨병, 심장질환, 뇌 위축 등 노화에 따른 질병이 감소했고, 피부 노화가 늦춰졌으며, 내장 기관의 건강 상태도 훨씬 젊다는 보고가 있다.[12]

리처드 와인드루크는 "저칼로리식이 수명을 늘리고 나이를 더해도 생활의 질Quality Of Life을 향상시킨다. 노화 관련 질병의 발증이나 생존율의 증가를 보건대 칼로리 제한이 강한 영향력을 행사하는 것이 분명하다"라고 말했다.

처음으로 고혈압, 당뇨를 진단받은 환자에게 가장 먼저 식사량을 줄이라고 권유하는 데는 다 이유가 있다. 운동은 그다음이다. 미국 예일대학교 연구자들은 2년 동안 일상생활에서 칼로리 제한을 실천한 그룹의 다양한 생리 지표를 분석했다. 이들의 칼로리 섭취량은 평소대로 먹은 비교 그룹보다 14% 적어 흔히 소식이라고 부르는 수준이었다. 이들 모두 체중이 줄고, 혈압이 내려가며, 체지방과 혈중 지질이 줄어드는 것으로 나타났다. 즉 혈당 조절 기능이 좋아지면서 나타나는 좋은 생리적 반응은 대사증후군을 예방하고 수명을 연장시킨다. 이처럼 소식 그 자체로 '장수 유전자'를 활성화시킬 수 있다. 건강백세를 이룬 사람을 보면 대부분 소식을 실천한 것으로 조사됐다.

[그림15]는 식사량 제한 실험에 참여한 남아시아산 작은 원숭이인 붉은털원숭이의 모습[13]이다. 2009년 당시 스물일곱 살 먹은 왼쪽 원숭이는 칼로리 제한 급식을 했고, 스물아홉 살 된 오른쪽의 대조군 원숭이는 먹고 싶은 대로 먹게 했다. 그랬더니 칼로리 제한 급식을 한 원숭이는 활동성이 높고 피부와 털에 윤기가 있는 반면 마음껏 먹은 원숭이는 비활동적이고 털이 군데군데 빠져 있었다. 이 연구 결과는 칼로리 제한이 수명을 늘리는 건강상 이점이 있다는 이론에 힘을 실어주었다.

　　그렇다면 여기서 의문점이 고개를 들 것이다. 어느 정도 먹어

[그림15] **칼로리 제한의 이점을 보여주는 붉은털원숭이의 모습**

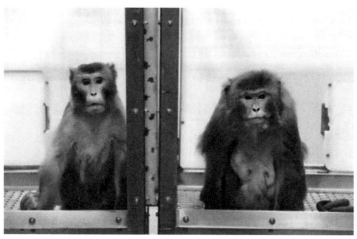

야 소식일까? 건강에 좋은 양은 어느 정도일까?

우리는 각기 다른 몸무게와 키를 가지고 있지만, 일반적으로 인간의 하루 평균 섭취 열량이 2,000~2,500kcal일 때 30% 정도를 줄인 1,500~1,800kcal가 적절하다.

소금, 설탕, 흰 쌀밥을 멀리하라

노화를 앞당기는 대표적인 나쁜 음식으로 소금, 설탕, 흰 쌀밥이 있다. 세계보건기구WHO에서 권장하는 소금의 하루 섭취량은 6g 정도이지만, 한국인은 평균 20~25g을 섭취한다. 그런데 소금의 섭취량이 많을수록 혈압이 올라가고 뇌의 노화, 심혈관질환과 전립선질환의 위험성이 높아진다.

음식의 간은 매우 싱겁다는 생각이 들 정도로 맞추는 것이 좋다. 특히 우리가 즐겨 먹는 국, 찌개 등 국물 음식과 고추장, 간장, 젓갈류 등은 유의해 먹어야 한다. 탄수화물은 필수영양소로 꼭 섭취해야 하지만 과도하게 섭취하면 비만과 당뇨, 심혈관계질환 등을 유발한다. 특히 정제된 곡물이나 빵, 면 등 가공한 단순탄수화물은 소화와 흡수가 빨라서 혈당 수치를 급격히 상승시킨다.

그렇다면 어떻게 해야 탄수화물을 건강하게 섭취할 수 있을까? 같은 중량의 음식이라도 탄수화물 함유량이 더 적을수록 건강한 음식이다. 다음은 탄수화물을 건강하게 섭취할 수 있는 권고된 음식의 탄수화물 함유량이다.

메밀은 100g에 탄수화물이 75g 함유되어 있고, 바나나의 경우 큰 바나나 하나(약 136g)에 탄수화물이 녹말이나 설탕의 형태로 약 31g 함유되어 있다. 또 익혀서 껍질째 으깬 고구마 반 개에는 전분과 당분, 섬유질로 구성된 탄수화물이 약 20g 함유되어 있다. 익힌 병아리콩 100g에는 탄수화물 27g과 섬유질 8g이 들어 있다. 블루베리 100g에는 탄수화물이 약 14.5g 들어 있는데, 대부분 물로 구성되어 있다. 강낭콩 100g에는 탄수화물이 22.80g 밖에 들어 있지 않은데, 날것이나 덜 익힌 것은 독성이 남아 있을 수 있으므로 완전히 익혀 먹어야 한다.

미국심장협회American Heart Association에서는 여성의 경우 하루 첨가된 설탕(첨가당) 섭취를 25g 이하, 남성의 경우 하루 36g 이하를 권장한다. 과일이나 요거트 등에는 당 성분이 들어 있는데, 이를 '천연당'이라고 부른다. '첨가당'은 자연 재료에서 발생한 당이 아닌 가공식품을 제조하는 과정이나 음식을 조리할 때 첨가되는 인위적인 당을 뜻한다.

우리 몸은 이 천연당과 첨가당을 다른 방법으로 소화한다. 예를 들어 오렌지를 통째로 먹으면 당분과 오렌지 속 섬유질을 함께 섭취하게 된다. 당뿐 아니라 다른 영양소가 함께 들어 있어서 설탕 성분이 몸에 미치는 영향이 줄어들고 좀 더 천천히 흡수된다. 착즙 100% 주스라고 광고하는 상품의 영양성분표를 살펴보면 특유의 향기와 맛을 내기 위해 첨가당이 포함되어 있을 가능성이 높다.

당이 몸에 빨리 흡수되면 여러 가지 문제를 일으킨다. 빨리 배고픔을 느끼게 되고, 갑자기 배가 고프면 달콤한 음식을 찾게 된다. 따라서 가능하면 당분은 천연 음식으로 섭취하는 것이 건강에 이롭다. 다양한 음식을 꾸준하게 섭취하면 배고픔에서 비롯된 급격한 설탕 섭취를 자연스럽게 줄일 수 있으므로 매일 규칙적이고 균형 잡힌 식사를 해야 한다.

패스트푸드와 가공식품을 멀리하라

피부 노화를 불러오고 간을 망가뜨리는 알코올, 트랜스지방이 들어간 패스트푸드, 인공감미료가 들어간 가공육, 설탕이 많이 들어간 탄산음료 등은 노화를 촉진시키는 음식이다.

무엇보다 먼저 인스턴트식품, 탄산음료의 섭취를 줄여야 한다. 인스턴트식품에는 트랜스지방 외에도 염분과 당분이 많이 들어가 있고, 장기간 보존하기 위한 색소와 방부제, 기름 첨가물이 포함되어 있다. 특히 탄산음료는 그냥 설탕 덩어리를 마시는 거라고 생각하면 된다.

완전식품으로 알고 있는 우유와 치즈, 육류, 소시지 등에 들어간 지방은 포화지방으로 이루어졌다. 따라서 적정량을 먹으면 도움이 되지만, 많이 먹으면 심혈관질환의 위험이 높아지고 노화를 촉진한다. 특히 마가린, 쇼트닝처럼 식물성 지방에 수소를 첨가해 액상의 불포화지방을 고체로 굳힌 것을 '트랜스지방'이라고 하는데, 트랜스지방은 액상지방이 수소화hydrogenation라고 불리는 과정을 거치면서 형성된다. 부분적 수소화는 기름을 잘 퍼지게 하고 밀봉 저장을 쉽게 하도록 해준다.

가공된 트랜스지방은 평균 성인 칼로리의 2~3%를 차지한다. 연구에 따르면 전체 칼로리에서 트랜스지방이 2% 정도만 증가해도 심장질환이 23% 증가한다고 한다. 과자와 패스트푸드, 인스턴트식품 등 가공된 트랜스지방은 해로운 콜레스테롤(LDL 콜레스테롤)을 증가시키고 유익한 콜레스테롤(HDL 콜레스테롤)을 감소시키며 혈관 손상을 일으킨다.

지금껏 몰랐던
식물성 기름의 효능

식물성 기름에는 오메가-3·6·9 성분뿐 아니라 콜레스테롤을 낮추는 식물성 스테롤 성분도 풍부하다. 올리브오일 한 가지만 고집하기보다는 다양한 기름을 고루 먹는 것이 건강에 훨씬 더 긍정적인 영향을 미친다. 그래서 올리브오일의 후광에 가려 주목받지 못하는 다양한 식물성 기름을 소개하고자 한다.

참기름

향이 고소한 참기름은 우리나라 사람이 선호하는 기름이다. 항산화물질인 세사몰sesamol(깨에 존재하는 리그난 종류의 하나인 세사몰린이 가수 분해되어 얻어지는 항산화성 물질)을 풍부하게 함유하고 있어 영양분이 쉽게 변질되지 않으며, 기름병에 소금을 조금 넣어 보관하면 오래 두고 먹을 수 있다. 또한 불포화지방산이 풍부해서 동맥경화의 원인이 되는 나쁜 LDL 콜레스테롤의 생성을 방해한다.

다른 나라에서는 깨를 볶지 않고 추출하는데 우리나라에서는 볶아서 기름을 짠다. 볶은 깨로 짠 참기름은 발연점이 낮아서 튀김용 기름으로 사용할 수 없고, 요리에 활용할 경우 불을 끈 다음 마지막에 넣어야 향을 제대로 즐길 수 있다.

포도씨유

포도 주산지인 스페인, 이탈리아, 프랑스에서 생산된다. 향이 거의 없고 물처럼 맑아서 담백한 동양식 샐러드 소스로 적당하다. 필수지방산인 리놀렌산, 항산화제 역할을 하는 토코페롤, 베타시토스테롤$^{β\text{-}sitosterol}$(식물성 스테롤 중 가장 흔한 성분으로 다양한 건강상 효과를 가졌다고 알려져 있으며 콜레스테롤과 구조적으로 유사하고 아보카도, 견과류, 카놀라유, 피스타치오 등 다양한 식품에서 찾아볼 수 있음) 등이 들어 있다. 피부 미용과 노화 방지에 효과적이고, 동맥경화와 고혈압 등 성인병 예방에도 좋다.

식품의약품안전처장이 고시한 건강식품으로 분류된 포도씨유는 담백한 맛이 특징이며, 기름 특유의 느끼한 맛이 없다. 다만 포도씨유는 오메가-6 지방산인 리놀레산$^{linoleic\ acid}$이 많아서 고열 조리에는 적당하지 않다.

면실유(목화씨유)

면실유는 목화에서 솜을 채취하고 남은 종자를 압착하거나 추출해 만든 기름이다. 과거에는 열대나 온대 지방에서 재배된 목화를 수입해 기름을 만들다가 요즘은 원산지에서 착유해 반정제된 면실유를 수입한다.

미국 미시간대학교 연구팀은 면실유 추출 성분이 전립선암 치료 효과를 높인다는 결과를 내놓기도 했다. 또한 뇌종양 치료를 돕는다는 연구 결과도 있다. 콜레스테롤을 억제하는 불포화지방산이 주성분으로 동맥경화 예방에도 도움이 된다고 알려져 있다.

면실유는 값이 싸면서 산화 안정성이 뛰어나고 발연점이 콩기름과 비슷해 부침이나 볶음, 튀김 요리에 쓰면 좋다. 콜레스테롤을 낮추는 데 효과적이며, 심혈관질환 예방 효과도 기대할 수 있다.

잣기름

잣은 수분이 5.5% 내외, 지질이 74%에 달한다. 우리나라가 원산지인 잣은 가평이 가장 유명한데, 국내 잣 생산량의 60%를 점유하고 있다. 성질이 따뜻하면서도 단맛이 나는 특징이 있으며, 오장을 편하게 하고 자양강장 효과가 있다. 피부에 윤기를 더하고 노화를 방지하며 두통과 변비, 마른기침에도 좋다. 옅은 노란색을 띠며 침전물이 없고 부패한 기름 냄새가 나지 않는 맑은 것을 골라야 한다. 구이나 볶음, 샐러드 드레싱 등에 쓰면 좋다.

아마씨유

서양에서 최고의 식용유로 칭송받는 기름이다. 고대 이집트에서는 태양의 에너지를 가진 성스러운 기름으로 숭상하기도 했다. 미국 약전에는 견과류로 유일하게 아마씨가 등록되어 있으며, 독

일과 일부 유럽 국가에서는 씨앗 자체를 의사가 약으로 처방할 정도다. 아마씨에 있는 시안배당체(복숭아씨, 사과씨, 아마씨, 은행 열매, 매실씨 등에 함유되어 있으며 반응성이 낮아서 먹어도 문제가 없다. 하지만 다량 섭취하면 장내에서 미생물 반응으로 시안화합물 생성 시 중독 증세가 나타날 수 있으므로 섭취에 주의해야 함)라는 독성물질은 효소 분해할 때 시안산을 생성하는데, 식용 아마씨유는 시안배당체를 제거한 뒤 압착한다.

주성분은 오메가-3 지방산으로 전체 함량의 60%에 달할 정도로 풍부하며, 등푸른생선보다 7배 많다. 아마씨유의 오메가-3는 생선에 함유된 것과는 성질이 다른 알파리놀렌산ALA으로 체내에 들어가면 EPA, DHA로 바뀐다. 이 오메가-3는 체내 콜레스테롤의 증가를 억제하고 혈액순환을 원활하게 만들어 심장병을 예방하는 데 효과적이다.

또한 아마씨유에 풍부한 리그난lignan(콩과에 많이 함유되어 있는 천연 물질)은 항산화와 항암 성분이 있으며, 호르몬과 관련된 여러 증상을 완화시켜 갱년기장애로 고생하는 중년 여성에게 좋다.

호두유

호두는 지방뿐 아니라 단백질, 섬유질, 비타민B군, 비타민A, 비타민E, 인, 칼륨, 철분이 풍부한 견과류다. 오메가-3 지방산도 풍부하게 함유되어 있다. 호두유에는 리놀레산과 올레산, 감마리놀렌산이 풍부해 혈액순환이 잘되고, 항산화 기능이 있다. 또한 피부 노화를 막고 뇌 기능을 활성시킨다. 성장기 아이들에게 특히 좋고, 노인이 먹으면 치매 예방에 효과가 있다.

호두유는 바로 짜지 않고 볶거나 말려서 수분을 제거한 뒤 짜야 한다. 식용이지만 가격이 비싸다 보니 샐러드 드레싱 등 차가운 요리에 곁들여 감칠맛을 돋우는 데 사용된다.

헤이즐넛오일

헤이즐넛오일은 개암나무 종자로 도토리처럼 생긴 헤이즐넛을 으깨고 난 뒤 볶아 고소한 맛이 나면 식혀서 착유한다. 볶을 때 나오는 오일도 같이 섞어 짠다. 단일 불포화지방산의 함량이 높아서 산패가 더디 진행되어 오래 보관할 수 있다는 장점이 있다.

발연점은 높지만 가열하면 쓴맛이 나므로 높은 온도에서 조리하기보다는 중간불 정도에서 조리하는 볶음이나 구이 등에 활용된다. 또한 샐러드 드레싱이나 제과, 제빵 등에 사용하면 좋다.

현미유

쌀눈유, 미강유라고도 한다. 현미를 도정할 때 나오는 배아(쌀눈)와 미강(쌀겨)을 원료로 하며 지질을 추출한 뒤 정제해 만든 기름이다. 올레산, 오메가-6 지방산, 오메가-3 지방산이 들어 있다. 다른 기름에 비해 강력한 항산화물질로 알려진 토코페롤과 감마오리자놀, 비타민E 함량이 높다. 특히 감마오리자놀 성분은 혈관 내 산소 공급량을 증대시켜 혈액순환을 원활하게 해준다. 이 외에도 몸에 좋은 필수아미노산과 필수지방산 등 영양 성분이 다량 들어 있다.

부드럽고 감칠맛이 나는 것이 특징이며, 우리 입맛에 친숙한 쌀의 풍미를 갖고 있어 한식 요리에 잘 어울린다. 식물성 기름 가운데 발화점이 240~270℃로 높아서 전이나 꼬치 등 부침 요리를 할 때 고소함을 더하고, 튀김 요리를 할 때 사용된다.

해바라기씨유

세계적으로 콩기름, 팜유, 카놀라유에 이어 네 번째로 대량 생산되는 기름이다. 부드러운 맛을 가졌으며 향이 약해 튀김이나 구이 등에 다양하게 쓰인다. 품종에 따라 추출되는 오일의 양이 다양하다. 오메가-6 비율이 67%로 높은데, 오메가-6 지방산은 나쁜 콜레스테롤인 LDL의 혈중 농도를 낮춰 심장병 발생 위험을 낮춘다. 하지만 과다 섭취하면 몸에 좋은 콜레스테롤인 HDL까지 낮출 수 있으므로 주의해야 한다.

들기름

들기름은 아마씨유와 함께 전 세계가 인정한 '슈퍼 오일'로 손꼽히는데, 일본에서는 영양제처럼 복용하기도 한다. 오메가-3 지방산(주로 리놀렌산)이 차지하는 비율이 무려 60% 이상으로 기름 가운데서 가장 높은 수치다. 또한 암 발생률을 낮추고 콜레스테롤 수치를 낮추는 효과가 있다. 들깨에 들어 있는 로즈마리산은 항산화와 항염증, 항암 작용을 한다.

갓 짜낸 생기름의 효능이 가장 좋다. 쉽게 산패되므로 어둡고 서늘한 곳에 보관하고 조금씩 구입해 먹는 게 좋다. 산패의 주범은 빛과 열, 금속성으로 금속 용기를 쓰면 안 되고 빛이 통하지 않게 보관한다. 들기름과 참기름을 8:2 비율로 섞으면 오랫동안 보관할 수 있다.

Tip

선조들의 지혜

1. 들기름 올바로 먹는 법

가열하지 않고 먹으면 건강에 도움이 되는 들기름의 효능에 대해 알아보자.

- 들깨에는 리놀레산 성분이 있어서 혈관 속에 쌓여 있는 노폐물인

콜레스테롤을 제거해 준다.

- 피부 미용에 좋다. 들기름에는 비타민F 성분이 있어서 피부의 잡티를 없애주고 고운 피부로 만들어준다.

- 빈혈 개선 효과가 있다. 들기름에는 조혈 작용을 해주는 성분이 있어 혈관 속 혈액이 뭉치지 않도록 해줌으로써 원활하게 흐르도록 도와준다.

- 뇌 발달에 도움이 된다. 뇌 발달에 영향을 미치는 DHA 성분이 있어 성장기 아이에게 좋다.

- 머리카락이 희어지는 것을 억제한다. 모근에 좋은 영양분을 공급해 튼튼하게 만들어주며 흰머리가 나는 것을 방지한다.

- 오메가-3를 얻을 수 있다. 알레르기성 체질을 개선시켜 준다고 알려져 있는데, 알파리놀렌산alpha-linolenic acid(불포화지방산인 오메가-3 지방산으로 체내에서 EPA와 DHA로 전환되며 혈중 콜레스테롤을 낮추고 혈관 염증 지표 물질을 감소시켜 심장질환 예방에 효과적이라고 알려져 있음)이 많이 함유되어 있기 때문이다. 최근 연구 결과에 따르면 다양한 알레르기 반응을 완화시키는 효과도 있다.

- 들기름은 나물을 무쳐 먹을 때 자주 쓴다. 날달걀과 함께 섞어 먹는 방법도 있는데, 달걀 노른자에는 제시틴과 토코페롤 성분이 있어서 들기름의 좋은 성분을 흡수하기 좋은 상태로 만들어준다.

2. 식물성 기름의 올바른 보관법

식물성 기름은 불포화지방산의 함량이 높다. 포화지방산 함량이 높은 기름에 비해 산패가 더 빨리 일어나므로 사용과 보관에 주의해야 한다.

- 빛은 산패를 촉진시키는 요인이므로 어두운 곳에 보관하는 것이 좋다. 또한 고열과 고온은 식용유 변질의 가장 큰 원인이므로 가스레인지 주변이나 햇빛이 많이 비치는 곳에는 보관하지 않는다.

- 남은 기름은 여과지에 걸러 불순물을 없애고 깨끗한 상태로 다른 용기에 보관하고, 사용하고 나서는 뚜껑을 꼭 닫아 보관한다.

- 식용유의 유통 기한은 개봉 전 1년에서 1년 6개월이지만, 개봉하고 나선 빨리 사용해야 한다. 산패된 식용유는 불쾌한 냄새가 나고, 고유의 색보다 더 진한 색을 띤다. 또한 점도가 증가해 상온에서 끈적끈적하게 되고, 튀김에 사용할 경우 거품이 생기고 낮은 온도에서도 연기가 난다.

07

천재의 식단 II:
치매 걱정을 더는 치유의 식사법

요즘 건망증이 심해졌고, 무슨 일을 할 때 멍한 느낌이 들고, 푹 잤는데도 머리가 맑지 않고, 계속 피곤하고, 왠지 온몸이 붓는 듯한 느낌이 든다면 매일 먹는 음식과 습관을 돌아볼 필요가 있다. 진료 과정에서 치매 같다고 찾아오는 많은 환자가 식사 조절에 대한 상담과 철저한 식단 관리만으로 인지기능이 좋아지는 것을 드물지 않게 경험한다.

몇 년 전부터 일기 시작한 간헐적 단식에 대한 관심이 여전한데, 이는 체중 감량뿐 아니라 신경세포를 보호하는 데 도움이 된다고 알려져 있다. 공복 상태가 지속되면 세포 내 에너지원이 고갈되면서 오토파지autophagy 현상이 일어난다. 오토파지는 세포 내 노폐물과 손상된 단백질을 제거하는 과정으로, 신경세포 재생과 뇌혈류 개선, 인지기능 개선 등 뇌 건강에 중요한 역할을 한다. 또한 간헐적 단식은 우울증 치료에 도움이 되고, 알츠하이머병 예방에도 긍정적 영향을 미친다고 알려져 있다.

뇌에도 좋은
16시간 간헐적 단식

간헐적 다이어트로 통하는 16시간 단식은 체중 감량, 혈압 강하, 기분전환에 효과적이다. 매일 식사를 정해진 시간대로 제한하는 시간제한식사Time-Restricted Eating, TRE가 다음 연구를 통해 체중과 체지방 감량에 효과적이라는 것이 입증되었다.

2017년 성훈기 교수팀의 연구에 따르면 12~16시간 음식을 섭취하지 않은 쥐는 다른 쥐에 비해 새로운 뇌세포 생성을 보였는데, 단식할 때 몸은 새로운 뇌세포 생성을 촉진시키는 그렐린ghrelin(단기적인 섭식 행동을 조절하는 데 사용되는 식욕 촉진제로 인체로 하여금 배고픔을 느끼게 하여 섭식 행동을 유발하고 부교감신경을 활성화시키며 체내 대사율을 감소시킴)을 생성한다.[14]

뇌 활동의 주 에너지는 포도당이다. 그런데 단식 상태에서는 지방산을 연소해 에너지를 얻는다. 이 과정에서 음식 섭취를 제한함으로써 케톤이 생성되도록 만들 수 있는데, 케톤 상태의 뇌에서 뇌신경 성장 인자의 분비가 활성화되고 기억력에 중요한 해마의 생성이 활발해진다. 그래서 케톤 생성을 활용하는 식이요법을 통해 체중 감량을 하거나 뇌전증을 치료하는 데 사용된다.

단식에는 여러 가지 방법이 있는데, 음식을 마지막으로 섭취한 뒤 16시간이 지날 때까지 아무것도 먹지 않는 방법이 가장 일반적이다. '16:8' 단식으로 알려진 이 방법은 16시간 음식 섭취를 제한하고 나머지 8시간에만 음식을 먹는 식이요법이다. 이 방식은 인슐린을 줄이고 비축된 지방을 분해하는 이로운 효과를 가져다줄 수 있다.

건강을 위해 단식하기 전 주의해야 할 사항이 있다. '허기'를 못 이기고 고삐 풀린 망아지마냥 날뛰는 '폭식'은 절대 금지다. 허기가 몰려오면 책을 읽는다거나 음악을 듣는 등 관심을 다른 곳으로 돌린다. 또한 굶은 시간에 대한 보상으로 먹는 기름진 정크푸드는 심각한 요요 현상을 불러온다. 이를 예방하려면 먼저 '한 시간에 한 모금' 식으로 규칙을 정하거나 적당한 크기의 물병 하나를 채운 다음 천천히 마시는 식으로 수분 섭취에 주의를 기울이는 게 좋다. 단식을 마친 뒤에는 섬유질, 단백질, 건강한 지방이 주를 이루는 식사를 하는 것이 중요하다. 처음 단식하는 사람은 피로하거나 짜증이 날 수 있으므로 운동은 식사하고 나서 가볍게 하기를 권한다.

아침식사 거르기

단식을 실천하는 가장 쉬운 방법 가운데 하나는 아침식사를 거르는 것이다. 밤 동안 금식했던 상태를 아침까지 유지하면 잠에서 깬 뒤 30~45분 뒤에 가장 많이 분비되는 호르몬인 코르티솔을 더 유용하게 활용할 수 있기 때문이다. 코르티솔은 저장되어 있던 지방산, 포도당, 단백질을 동원해 연료로 쓸 수 있게 돕는다. 그래서 저녁식사를 거른 것에 비해 아침을 건너뛰는 것이 더 이로울 수 있다.

이른 시간에 저녁식사 먹기

아침을 거르기 어렵다면 저녁식사를 조금 일찍 먹는 것도 좋은 방법이다. 루이지애나주립대학교의 한 연구에서 과체중인 사람에게 오후 2시 이후로 아무것도 먹지 않도록 했더니 피험자에게서 포도당이 아닌 케톤 연소가 증가했다. 또한 탄수화물에서 지방으로 또는 지방에서 탄수화물로 전환하는 능력인 대사유연성이 향상되는 것으로 나타났다.

초저열량 다이어트

이 식이요법은 섭취하는 총 칼로리를 800~1,100*kcal*로 제한하는 것으로, 어떤 탄수화물을 섭취했느냐에 상관없이 식사량이 극단적으로 줄어들면 몸의 비축된 열량을 방출함으로써 에너지 결핍에 대응한다는 발상에서 나온 방법이다. 이 방법을 실행에 옮기면 노화, 당뇨, 암, 신경퇴행성질환, 심혈관질환 등의 위험성을 상당 부분 낮출 수 있다는 연구 결과도 있다.

이 외에도 격일 단식(16:8과 비슷한 유형의 간헐적 단식) 등 여러 가지 시간제한식사법이 있다. 그러나 많은 일과로 바쁘게 움직여야 하는 사람이 일상생활에서 16시간 지속적으로 단식한다는 것은 결코 쉬운 일이 아니다. 이런 경우 어떤 방법으로 대체할 수 있을지 알아보자.

적게 먹고
젊게 살기

'아침은 충분히, 점심은 적당히, 저녁은 적게 또는 대충' 방법을 사용할 수 있다. 사실 오전에는 신체 활동이 가장 활발하고 머리를 써야 할 일이 많기 때문에 아침식사를 든든히 해야 한다. 출근 시간에 쫓기는 직장인은 아침식사를 거르거나 부실하게 먹게 된다. 그러다 보니 일찍 허기가 찾아와서 점심때 과식하는 경향이 있다. 이때 과식 자체도 나쁘지만, 사 먹는 음식에는 노화를 촉진시키는 조미료와 소금, 설탕, 지방이 많이 들어 있으므로 주의해야 한다.

저녁 시간대에는 부교감신경의 작용이 활발해져 에너지를 빠르게 소비하기보다는 영양분을 축적하려는 경향이 강하다. 그런데 늦은 시간에 먹는 간식이나 야식은 대부분 체내에 저장되는 등 비만의 원인이 된다. 이런 이유로 저녁식사 시간을 앞당기거나 저녁식사량을 갑자기 줄이면 밤늦은 시간에 출출해져 간식의 유혹에 빠지기 쉽다. 따라서 가능하면 일찍 잠자리에 드는 것이 좋다. 일찍 자면 일찍 일어나게 되고, 일찍 일어나야 아침 시간에 여유를 가지고 충분히 식사를 하게 된다(멋진 선순환이다). 이렇게 건강하고 젊음을 오래 유지하는 식습관과 수면 습관은 밀접한 연관성을 가진다.

성인을 기준으로 자신의 체중, 신장, 근육량을 고려해 아침에 $500\sim800kcal$, 점심에 $500\sim800kcal$, 저녁에 $400kcal$ 정도로 열량을 제한하고 간식은 가능하면 피하는 것이 좋다.

자신에게 맞는
식사 패턴 찾기

식사 습관에 대해 물으면 아침을 거르고 아침<점심≪저녁 순으로 많이 먹는 '저녁식사파'와 무슨 일이 있어도 아침식사를 거르지 않는 '아침식사파'가 있다.

성인은 식사한 지 여섯 시간쯤 지나면 위 속의 내용물이 모두 배출되어 자연스럽게 배가 고파진다. 속이 텅 빈 것 같아서 상복부의 느낌이 편하지 않고, 몸에 기운이 없다. 두통이나 식은땀, 손발 떨림 증상이 나타나기도 한다. 이때는 배가 고파서 먹을거리를 찾아 허겁지겁 먹게 된다. 또한 다이어트를 한나는 이유로 너무 굶다 보면 어느 날은 한 끼를 폭식하고, 어느 날은 1일 1식을 하고, 어느 날은 굶다가 다음 날 몰아서 먹는 등 식사 패턴이 완전히 무너질 수 있다.

우리 몸은 외부 환경에 따라 낮과 밤을 느끼고, 주기에 따라 호르몬이 변한다. 이 호르몬은 뇌를 포함한 몸 전체에 영향을 주는데 생활 패턴만큼 중요한 것이 바로 식사 패턴이다. 아침은 인슐린 분비량이 많고 신진대사율이 높아서 소화 흡수를 잘할 수 있다. 같은 열량을 먹어도 아침에는 혈당이 적게 오르고 열량을 많이 소비할 수 있다. 반면 저녁에는 인슐린 분비량이 줄어 같은 열량을 먹어도 신진대사율이 떨어져 태울 수 있는 열량이 줄다 보니 체중 감량에도 좋지 않다.

50세 L씨는 거의 매일 동료들과 소주 1~2병을 곁들여 저녁식사를 하고 귀가해 늦은 시간에 잠을 자고, 다음 날 늦게 일어나 아침식사를 거르고 출근하는 패턴을 10여 년 동안 반복하며 살았다. 평소 건강에 자신 있던 그는 얼굴이 붉어지고 걸을 때 발목이 불편한 증상을 호소하다 건강검진을 권유받았다. 그 결과 혈압이 높았고 당뇨 전 단계였으며 통풍이 있고 고지혈증 단계가 심했다.

그래서 의사의 권유로 술을 끊게 된 L씨는 10시 전에 잠들고, 아침에는 가볍게라도 꼭 식사를 하고 점심은 충분히 먹고 저녁은 샐러드 위주의 가벼운 식사를 하게 되었다. 한 달이 지난 뒤 L씨의 검사 결과는 어떻게 나왔을까? [그림 16]에서 보다시피 생활 습관을 바꾸는 것만으로 한 달 만에 요산 수치를 제외하고 혈당, 고지혈증이 모두 개선되었다.

개인적으로 나는 '아침식사파'이자 '저녁금식파'인데, 직접 실천해 보고 긍정적인 결과를 얻었기에 이를 환자에게 권유한다. 저녁식사량을 조절하기 어렵다면 아침을 조금만 먹고 점심과 저

[그림16] **식습관을 바꾸고 한 달 만에 호전된 L씨의 혈액 검사 결과**

【검사 일시】	【검사명】		【검사 결과】
• 2021-06-24 11:40	콜레스테롤	:	▲253 mg/dL
• 2021-06-24 11:40	공복혈당	:	▲122 mg/dL
• 2021-06-24 11:40	요산	:	▲7.8 mg/dL
• 2021-06-24 11:40	중성지방	:	▲231 mg/dL
• 2021-06-24 11:40	HDL-콜레스테롤	:	57 mg/dL
• 2021-06-24 11:40	LDL-콜레스테롤	:	▲157 mg/dL

【검사 일시】	【검사명】		【검사 결과】
• 2021-07-29 12:30	콜레스테롤	:	145 mg/dL
• 2021-07-29 12:30	공복혈당	:	105 mg/dL
• 2021-07-29 12:30	요산	:	▲7.7 mg/dL
• 2021-07-29 12:30	중성지방	:	108 mg/dL
• 2021-07-29 12:30	HDL-콜레스테롤	:	50 mg/dL
• 2021-07-29 12:30	LDL-콜레스테롤	:	80 mg/dL

녁에 적당량을 나눠 먹는 것도 좋다.

당뇨나 고지혈증 등 대사증후군이 있는 사람에게는 인슐린 저항성을 개선하는 저열량 아침식사를 하라고 권유한다. 반면 대사증후군이 없는 사람은 아침과 점심, 저녁을 적당량 나눠서 먹는 게 좋다. 저녁에 운동하는 사람이라면 저녁식사를 충분히 해도 된다. 다만 취침 전 두세 시간 전에는 식사를 끝마치는 것이 케톤 연소에 좋다.

단백질과 지방
현명하게 먹기

단백질의 구성단위는 아미노산이다. 아미노산은 인체의 근육과 인대, 장기의 중요한 구성 성분으로 성장을 촉진하고 효소와 호르몬을 생산하는 데 필요하다. DNA의 유전 정보도 단백질이 없으면 전달되지 못한다.

단백질은 고기와 생선에 있는 동물성 단백질과 콩이나 곡류에 있는 식물성 단백질로 구분된다. 단순히 질로만 따진다면 동물성 단백질이 식물성 단백질보다 우리 몸에 필요한 아미노산을 훨씬 더 많이 함유하고 있다.

동물성 단백질은 동물의 체조직이 인간과 비슷해 인간에게 필요한 모든 필수아미노산을 적당한 비율로 갖고 있어서 질이 매우 높다. 하지만 육류는 근육 사이사이에 지방이 끼어 있어서 많이 먹으면 해로운 포화지방산을 덩달아 많이 섭취하게 되고, 과도한 육류 섭취는 심혈관질환과 신장질환, 통풍을 유발할 수도 있다.

한편 식물성 단백질은 포화지방산의 위험은 없지만 인체가 필요로 하는 필수아미노산을 골고루 갖추고 있지 않다. 곡류, 콩류, 견과류, 씨앗류, 감자 등은 단백질이 풍부한 식물성 식품임에도 한두 가지 필수아미노산이 부족한 경우가 많다. 따라서 서로 보완되는 음식을 함께 먹어 부족한 필수아미노산을 채워야 한다.

예를 들면 콩은 필수아미노산이 모두 들어 있고 좋은 성분이 많아서 노화 방지에 좋은 먹거리다. 뇌졸중(뇌경색)이나 심근경색을 겪은 환자는 동물성 단백질(고기)과 지방 섭취에 대해 거부감을 보이는 경우가 있다. 지방을 섭취하면 심혈관질환에 걸릴 확률이 높아지고, 동맥경화의 주요 원인인 콜레스테롤이 높아진다고 생각하기 때문이다. 하지만 지방이라고 해서 무조건 해로운 것은 아니다. 지방은 주요 에너지의 공급원이고, 세포막의 구성 성분이며, 성호르몬과 스테로이드 호르몬의 원료이고, 비타민 A·E 등 지용성비타민의 흡수를 위해 꼭 필요하다.

우리 몸에 이로운 불포화지방산을 높이 함유한 것으로 올리브 오일, 생선 기름, 간유, 달맞이유 등이 있다. 불포화지방산은 우리 몸에 이롭지만 체내에서 합성되지 않으므로 반드시 음식 형태로 섭취해야 한다.

천천히 먹고
젊게 살기

질문 하나가 있다. 당신은 슬로 이터인가, 아니면 패스트 이터인가? 우리 뇌에 가장 좋은 식습관의 비법이 있다면 뭐니 뭐니 해도 '천천히 먹기'를 꼽을 수 있다.

미국 비만협회The Obesity Society의 연례 회의에서 로드아일랜드 대학교 식품영양학과 연구팀은 다음과 같은 결과를 내놓았다. 첫째, 빨리 먹을수록 더 많이 먹게 된다. 둘째, 뚱뚱한 사람이 마른 사람보다 더 빨리 먹는다. 셋째, 남성이 여성보다 더 빨리 먹는다. 그리고 BMI가 높은 사람은 BMI가 낮은 사람보다 더 빨리 먹는 경향이 있으며, 통곡물(통곡물 시리얼, 통밀 토스트) 위주로 식사하는 사람은 정제한 곡물 위주로 식사하는 사람보다 더 천천히 먹는다고 한다.

다음은 '천천히 먹기'와 관련된 노하우다.

첫 번째, 음식을 오랫동안 여러 번 씹어 먹는다. 여러 번 씹으면 히스타민 신경계를 활성화시켜 포만감을 빨리 느끼고, 활성화된 히스타민 신경계는 교감신경을 흥분시켜 체내 지방 분해를 증가시킨다. 따라서 식욕 억제와 지방 분해 효과를 동시에 얻을 수 있다. 특히 오래 씹을수록 뇌 기능이 활성화된다. 영국 카디프대학교에서 이루어진 연구에 따르면 껌을 씹는 사람은 그렇지 않은 사람보다 판단력과 기억력이 좋았다. 파로틴 성분이 뇌혈류를 원활하게 하고 백혈구 기능을 활성화해 혈관 건강을 높여 주기 때문이다. 이때 함께 분비되는 물질 NGF(신경 성장 인자)는 손상된 신경세포 회복과 성장을 도와서 뇌를 활성화한다.

두 번째, 젓가락으로 먹는다. 젓가락을 사용하면 입에 들어가는 양이 적고 먹는 속도가 느려진다. 인도비만협회Indian Obesity Association에서는 2년 전부터 비만인 사람에게 젓가락만 사용해 식사하는 방법을 적극 추천하고 있다. 음식을 먹고 소화가 될 때 '포만중추'라는 신경을 자극해 그만 먹으라는 사인을 보내는데, 이 포만중추는 음식을 먹기 시작한 지 20~30분이 지나야 대뇌에 그만 먹어도 좋다는 신호를 보내 식욕을 떨어뜨린다. 따라서 음식을 빨리 먹으면 실제로 충분한 양을 섭취했어도 식욕이 남아 있다. 똑같은 양을 오랜 시간 먹으면 그만큼 음식을 소화하고 흡수하는 데 소모되는 열량이 높아지고 적은 양을 먹게 된다.

세 번째, 만찬을 즐기듯 식사한다. 1인 가구의 경우 밥을 먹으면서 TV를 보거나 서서 먹거나 딴짓을 하며 먹는 경우가 많은데, 만찬을 즐기듯 음식의 맛을 천천히 음미하며 먹어야 뇌의 포만감을 높일 수 있다. 식사에 온전히 집중하려면 식탁에 앉아 밥을 먹되, 휴대폰 사용은 자제하는 것이 좋다.

네 번째, 의식적으로 노력한다. 빨리 먹는 습관을 갖고 있다면 의식적으로 천천히 먹으려고 노력해야 한다. 밥과 반찬을 한꺼번에 입에 다 넣지 말고 밥을 먼저 천천히 씹고 어느 정도 시간이 지났을 때 (의식적으로) 반찬을 집는다. 이런 순서를 '의식적으로' 반복하다 보면 천천히 먹는 식습관이 자리 잡히게 된다.

뇌를 살리는 똑똑한 물 마시기

우리 신체의 70%를 구성하고 있는 것이 물이다. '하루에 2*l*의 물을 마셔야 한다'라고 알고 있는데, 이는 잘못된 정보다. 우리 몸이 하루 필요로 하는 수분 섭취량은 2.5*l* 정도인데, 우리나라 사람은 과일이나 채소 섭취량이 많아서 식품으로 섭취하는 수분량이 1*l* 이상 된다고 한다. 그러므로 섭취하는 수분량에 따라 물을 다르게 먹고 현명하게 먹을 필요가 있다. 어떻게 해야 똑똑한 물 먹기를 할 수 있는지 살펴보자.

한꺼번에 많이 마시지 않는다

물은 몸속에 들어와 두 시간 정도 지나면 소변으로 배출된다. 하지만 한꺼번에 너무 많이 마시면 신장에 무리가 가고 혈중 나트륨 농도가 급격히 떨어지면서 전해질 불균형을 불러올 수 있는데, 저나트륨은 여러 신경학적 증상을 일으킨다. 가벼운 증상으로 두통, 구역질, 현기증 등이 나타나고 심하면 뇌장애를 일으켜 의식장애나 발작 등이 나타나고 아주 심하면 사망에 이를 수 있다.

노년층은 신장의 수분 재흡수율이 떨어져 수분이 부족해도 갈증을 잘 느끼지 못하기 때문에 물을 '조금씩 자주' 먹는 것이 좋다. 물을 많이 마시면 안 되는 사람이 있는데, 바로 말기 신부전 환자와 당뇨 환자다. 말기 신부전 환자는 체내 수분이 저류하면서 호흡 곤란, 부종 등 문제가 생길 수 있다. 당뇨 환자는 식전에 물을 많이 마시면 포만감 때문에 식사량이 줄어 저혈당의 위험이 생긴다. 혈당 관리를 할 때 충분한 물 섭취가 중요하지만, 너무 많은 양의 물을 한꺼번에 마시면 안 된다.

첨가물 없는 물을 마신다

외출하면 물보다 음료나 커피를 마시게 된다. 하지만 수분을 흡수하는 장은 당분이 첨가된 음료를 물이라 생각하지 않고 음식이라고 여기기 때문에 수분 흡수가 덜 되어 탈수를 유발할 수 있다. 맹물을 먹는 것이 가장 좋지만 맹물을 마시지 못하는 사람이 의외로 많다. 이때는 결명자나 보리, 메밀을 넣어 우린 물을 마신다.

상황에 따라 물 온도를 맞춰 마신다

찬물보다 따뜻하고 미지근한 물을 마시는 것이 건강에 좋다고 하지만, 상황에 따라서는 찬물이나 뜨거운 물이 도움이 되기도 한다. 찬물을 마시면 위장의 온도가 내려가 몸의 에너지를 사용할 수 있고, 운동 직후 찬물을 마시면 뜨거운 몸을 식힐 수 있고 빠르게 수분을 보충할 수도 있다. 따뜻한 물은 감기에 걸렸을 때나 환절기에 목을 보호해 주어 도움이 된다.

부족한 영양소는 영양제나 보조제로

음식으로 모든 영양분을 섭취하면 좋겠지만, 이는 쉽지 않은 일이다. 흔히 영양제라고 부르는 건강기능식품이 생활 속 깊숙이 들어와 있어서 음식이나 치료약 대신 10개가 넘는 영양제를 아침에 몰아서 먹는 사람이 있다. 하지만 영양제의 종류에 따라 효과를 높이는 섭취 시간이 다르기 때문에 주의해야 한다.

종합비타민

비타민제는 주로 식사 직후나 식사와 함께 섭취할 것을 권장한다. 비타민은 식품의 영양소가 몸에 작용하는 데 도움을 준다. 따라서 식사와 함께 섭취하면 음식물을 에너지로 전환하는 데 보다 효과적이다. 저녁 시간보다는 에너지가 필요한 낮, 가급적이면 오전에 섭취하는 게 좋다. 종합비타민으로 섭취하지 않고 필요한 비타민을 고함량으로 따로 섭취하는 사람이 있는데, 이때는 섭취 간격을 띄우는 게 도움이 된다. 비타민의 종류에 따라 함께 섭취하면 흡수하는 데 서로 방해가 될 수도 있기 때문이다. 간격은 일반적으로 두 시간 정도가 적당하다.

마그네슘과 칼슘

마그네슘과 칼슘은 뼈를 구성하는 중요한 영양소로 골다공증이 있는 사람에게 필요하다. 이 영양제는 저녁 식후에 섭취할 것을 권한다. 뼈 등 몸속 세포가 새생되고 새롭게 구성되는 시간대가 밤이기 때문이다. 마그네슘은 부교감신경을 자극해 신경을 이완시키고 수면을 유도하는 효과도 있어 저녁 시간에 먹는 것이 여러모로 유익하다.

오메가-3

오메가-3는 지방 성분이므로 다른 영양제에 비해 열량이 높은 편이다. 늦은 저녁에 먹으면 다이어트에 방해가 될 수 있으니 활동량이 많은 낮 시간대에 먹는 것이 좋다. 빈속에 오메가-3를 먹으면 특유의 어취로 메스꺼움을 느낄 수 있는데, 식사 직후나 중

간에 섭취하면 위장에서 다른 음식물과 섞여 메스꺼움을 덜 느낄
수 있다.

유산균

유산균은 식전 공복에 먹는 게 좋다고 알려져 있다. 유산균이
위산에 불안정해서 공복에 먹어야 위를 빨리 통과해 장으로 갈
수 있기 때문이다. 식사하면서 함께 먹으면 소화를 위해 위산 분
비가 증가하고 유산균이 위에 머무는 시간이 늘어나 그만큼 위산
에 노출되어 효능이 떨어진다. 요즘 '장용 코팅' 처리된 유산균은
대부분 위를 지나 장에서만 녹게 되어 있어서 위산에 노출되어도
별문제가 되지 않는다. 위가 예민하고 위염이 있으면 유산균의
산성이 위장을 자극해 속쓰림을 일으켜 식후나 식사와 함께 먹는
게 도움이 된다.

뭐든 지나치면
병이 된다

아무리 좋은 것도 지나치면 좋을 게 없다. 영양제나 보조제를
과량 복용하면 부작용이 따르게 되므로 하루 권장량 이상을 먹으

면 안 된다.

영양제가 '식품'의 범주로 인식되고 있기는 하지만 일반 식품과 달리 일부 성분을 추출해 고농도로 집약시킨 것이다. 또한 특정 '기능'을 가졌음을 표방하고 있으므로 장복하거나 과량 섭취하거나 어떤 질환을 앓고 있다거나 수술을 앞두고 있다거나 다른 의약품과 함께 복용하는 경우 원하지 않던 부작용을 일으킬 수도 있다.

다음은 과용했을 때 일어날 수 있는 문제점이다. 숙지하고 영양제를 '배부르게' 먹지 않도록 유의한다.

- 비타민A·D·E 등 지용성비타민은 잘 배출되지 않아서 중독을 초래할 수 있다.
- 비타민A는 피로, 두통, 설사 등 증상이 나타나고 임산부의 경우 기형아 출산의 위험까지 있다.
- 비타민B6는 신경염, 비타민C는 신장결석이나 통풍 등을 초래할 수 있다.
- 임산부가 많이 먹는 엽산의 경우 고용량으로 장기간 복용하면 식욕 감퇴, 구역질 등이 나타날 수 있으며 심하면 신장 손상을 입기도 한다.
- 철분제를 과하게 복용하면 중독되어 다른 장기를 상하게 하거나 부정맥 등 심장질환을 유발할 수 있다.

- 아연을 과하게 먹으면 구토와 설사, 어지러움, 고지혈증, 체내 구리와 철이 부족하게 되는 미네랄 불균형이 나타날 수 있다.
- 칼슘을 다량 섭취하면 체내 아연과 철이 부족해질 수 있다.
- 셀레늄은 머리카락이나 손톱이 잘 부서지거나 피부 발진, 신경계 증상, 구토, 설사 등 독성 증상이 나타날 수 있다.
- 장 기능 개선을 위해 많이 복용하는 유산균이나 프록토올리고당은 설사, 복부 팽만 등을 유발할 수 있다.
- 알로에는 복통, 오심, 구토, 전해질장애 등을 유발할 수 있다.
- 키토산과 키토올리고당을 장기 복용하면 비타민A·D·E·K 부족을 초래할 수 있다.
- DHA는 지혈장애를 일으킬 수 있으므로 수술 전에는 복용해선 안 된다.
- 녹차 추출물을 과하게 섭취하면 불면, 초조감 등을 초래할 수 있으며 다른 카페인 함유 제품과 함께 먹어도 좋지 않다.

08

증상에 따른
'맞춤형' 식단 체크리스트

요즘 건강한 아기를 위한 맞춤형 식단, 노인을 위한 맞춤형 식단, 당뇨 환자를 위한 맞춤형 식단 등 건강한 먹거리에 대한 관심이 높다. "음식이 바로 당신이다!"라는 말처럼 아무리 강조해도 지나치지 않은 것이 바로 음식과 그 조리법이다.

앞서 언급한 내용과 중복되는 내용이 있겠지만, 이번에는 요즘 많은 관심을 끄는 증상이 나타났을 때 어떤 음식이 증상을 호전시키는 데 도움이 되고, 그 음식을 어떻게 조리해 먹어야 하는지 정리해 보겠다.

얼굴과 팔다리가
부르르 떨리면

많은 사람이 갑자기 눈꺼풀이 떨리거나 잠을 자다가 팔이나 다리 근육이 튕기는 경험을 한 적이 있다고 말한다. 도대체 왜 근육이 마음대로 움직이는 걸까?

근육경련을 일으키는 원인 첫 번째는 스트레스다. 불안과 스트레스는 신경전달물질을 방출해 근육경련을 유발할 수 있으며, 불안에 따른 과호흡은 몸의 이온 농도를 변화시켜 근육을 떨리게 할 수 있다. 두 번째는 수면 부족이다. 수면은 몸을 재충전하는 데 도움을 준다. 그런데 수면 부족은 호르몬의 불균형을 불러오고 신경전달물질이 작동하는 데 영향을 끼쳐 근육경련을 일으킬 수 있다. 세 번째는 카페인이다. 카페인을 다량 섭취하면 불면, 신경과민 외에 근육경련이 나타날 수 있다.

탈수도 중요한 원인 가운데 하나인데, 물을 충분히 마시지 않거나 땀을 너무 많이 흘리면 체내 수분이 손실되어 근육경련이 일어날 수 있다. 이 외에도 영양소가 부족하거나 갑상선 호르몬, 코티솔 등 호르몬의 균형이 깨지거나 특정 약물을 복용하거나 신경계 문제가 발생하면 근육경련이 일어날 수 있다.

다음은 근육경련을 예방하기 위한 음식이다.

- 바나나는 칼륨의 좋은 공급원이며, 마그네슘과 칼슘도 풍부하다. 이 세 가지는 노란색 껍질 밑에 들어 있는 영양소로 근육경련을 완화하는 데 도움이 된다.

- 고구마에는 칼륨, 칼슘, 마그네슘이 풍부하다. 고구마는 바나나보다 약 6배 많은 칼슘을 함유하고 있다. 감자, 호박도 세 가지 영양소의 좋은 공급원이며 수분 유지에도 좋다.

- 아보카도 한 개에는 약 975mg의 칼륨이 들어 있다. 이는 고구마, 바나나의 2배 함량에 해당한다. 칼륨은 근육 활동을 돕고 심장 건강에도 좋다.

- 콩, 특히 렌틸콩에는 마그네슘이 많이 들어 있다. 익힌 렌틸콩 한 컵에는 약 71mg, 익힌 검은콩 한 컵에는 약 120mg의 마그네슘이 들어 있고 섬유질도 풍부하다. 섬유질이 풍부한 음식은 생리통을 완화시켜 주고 혈당을 조절해 주며 LDL 콜레스테롤 수치를 낮춰준다.

- 멜론에는 많은 양의 칼륨, 마그네슘, 칼슘, 수분과 약간의 나트륨이 함유되어 있다. 운동으로 몸에서 수분이 많이 빠져나가면 탈수 증상이 나타나고 근육경련이 생길 수 있다. 운동하고 나서 멜론 주스 한 컵을 먹으면 이 증상을 줄이는 데 큰 도움이 된다.

- 수박의 약 90%는 물이다. 수분 공급이 필요할 때는 수박 주

스 한 컵이면 충분하다. 수박은 칼륨 함량도 높은 편이다.

- 우유는 칼슘, 칼륨, 나트륨 등 전해질의 천연 공급원이며 수분 공급에도 좋다. 우유에는 운동한 뒤 근육 조직의 복구를 돕는 단백질이 풍부해 근육경련을 예방해 준다.

- 피클 주스는 수분과 나트륨의 함량이 높다. 신경계 반응을 일으켜 근육경련을 멈추게 한다는 연구 결과도 있다.

- 짙은잎채소에는 칼슘과 마그네슘이 많이 들어 있다. 시금치, 브로콜리, 케일을 식단에 추가하면 근육경련 예방에 도움이 된다. 또한 잎이 많은 채소는 생리통을 누그러뜨리는 데 효과적인데, 칼슘 함량이 높은 음식을 먹으면 생리통을 완화시킬 수 있다.

- 오렌지 주스 한 컵에는 수분 공급을 위한 물이 충분히 들어 있다. 한 컵에 약 500mg의 칼륨, 27mg의 칼슘과 마그네슘이 들어 있는데, 이 영양 성분은 생과일 오렌지 주스일 때 해당된다.

- 견과류와 씨앗은 마그네슘의 훌륭한 공급원이다. 구운 해바라기씨 28g(1oz)에는 약 37mg의 마그네슘이 들어 있다. 구운 소금에 절인 아몬드 28g에는 그 두 배가 함유되어 있다. 대다수 견과류와 씨앗에는 칼슘도 들어 있다.

- 연어 등 기름진 생선을 먹으면 혈액순환이 개선된다. 연어를

좋아하지 않으면 송어나 정어리를 대신 먹어도 된다.

- 슈퍼푸드로 불리는 토마토는 칼륨이 풍부하고 수분도 많이 들어 있다. 토마토 주스 한 컵을 마시면 하루 칼륨 섭취량의 약 15%를 섭취하게 된다.
- 물을 마신다. 일반적으로 여성에게는 하루 약 11.5컵, 남성에게는 15.5컵의 물이 필요하다. 전해질이 들어 있는 스포츠음료는 고강도 운동을 한 시간 이상 했을 때만 필요하다. 혈당을 고려해 설탕이 없는 전해질을 섭취하려면 코코넛 워터를 마신다.

브레인포그를
피하려면

진료실을 찾아온 젊은 환자 대부분은 머릿속이 뿌연 안개가 낀 것처럼 집중이 잘 안 되고 멍한 상태가 계속된다고 말한다. 브레인포그는 뇌신경 염증 초기 단계에 나타나는 증상이다. 뇌영상 검사나 인지기능 저하 검사에서는 이상이 발견되지 않지만, 뇌파 검사를 하면 집중력과 관련이 있는 전두엽과 기억을 담당하는 측두엽의 뇌파가 너무 빠르거나 느린 서파^{徐波, slow wave}를 보이는 이상이 발견된다.

브레인포그는 10~20년이 지나면 치매로 이어질 수 있다. 실제 치매 검사를 하면 이상이 없지만 인지기능 저하를 느끼는 사람들을 장기간 추적했더니 치매 위험이 더 높다는 사실이 최근에 밝혀졌다. 브레인포그의 원인에는 과도한 스트레스, 수면의 질 저하, 음식 알레르기 등이 꼽힌다. 최근에는 소장 내 세균 과잉 증식SIBO을 원인으로 꼽기도 한다. 호르몬 변화도 영향을 미치는 것으로 알려져 있는데, 여성 호르몬이 급격히 감소하는 폐경기 여성이나 남성 호르몬 분비를 억제하는 탈모약을 복용한 남성은 종종 브레인포그 증상을 호소한다.

그 외에도 빈혈, 갑상선기능저하증 같은 질병이 있으면 뇌혈류 장애가 발생해 브레인포그증후군 위험이 높아진다. 그렇다면 브레인포그 증상을 극복하기 위해 어떤 음식을 먹어야 할까?

몸 안의 혈당이 고저를 넘나드는 스파이크를 만들지 않는 것이 이 식단의 주요 포인트이고, 건강한 단백질을 충분히 섭취하는 것이 주요 목적이다.

- 과식을 피하라. 소식하되 완전히 기아 상태로 만들어선 안 된다. 배부르게 먹지만 비교적 열량이 낮은 식단을 짜는 것이 브레인포그를 극복하기 위한 첫 단추다.

- 혈당 변동성이 낮은 식사를 하라. 렌틸콩, 현미 등 통곡물을 삶아 그대로 먹거나 복합탄수화물인 통곡물을 조금 갈아 빵으로 만들어 먹는다. 또한 당이 적은 과일과 채소를 많이 섭취한다.

- 붉은 고기(소고기, 돼지고기)를 자제하라. 붉은 고기는 처리 과정에서 생성되는 혈색소 같은 화학물질에 의해 뇌 건강에 부정적 영향을 미칠 수 있다. 이런 화학물질은 뇌혈관을 손상시키고, 염증을 유발할 수 있으며, 뇌의 구조와 기능을 저해할 수 있다. 과도하게 섭취하면 콜레스테롤 수치를 높여 동맥경화 같은 심혈관질환의 위험성도 높일 수 있다. 뇌 건강을 위해선 붉은 고기의 섭취를 제한하고 대신 생선이나 닭고기, 콩 등 건강한 단백질을 먹는다.

- 사회생활에 필요한 회식은 적절하게 즐겨라. 식단으로 건강을 되찾고자 하는 경우 사회생활에 반드시 필요한 모임이나 친교 등에 소홀해질 수밖에 없다. 이때 필요한 것이 바로 식단을 유동적으로 따르는 마음의 여유다. 몸은 계속 굶고 있다고 인식하면 지방세포와 당을 축적하는 방향으로 바뀔 수 있으므로 식단을 삶에 자연스럽게 녹아들도록 짠다면 머리가 멍한 브레인포그를 막을 수 있다.

면역력을 키워
암을 예방하려면

면역력을 키우기 위해선 무엇을 먹느냐 하는 것도 중요하지만 그 음식을 만드는 조리 방법도 중요하다. 그래서 어떤 음식을 먹고, 어떻게 먹어야 하는지 정리해 보았다.

- 상추: 상추를 찢으면 식물 영양소인 파이토뉴트리언트phyto-nutrient 성분이 나오는데, 이 성분은 우리 몸의 세포를 공격하는 프리라디칼(활성산소)을 억제하고 세포 내 DNA를 건강하게 유지시키는 역할을 한다. 파이토뉴트리언트는 오직 식물에만 존재하는 면역물질로 암이나 심장병 등의 질병을 예방하고 노화를 억제하고 면역력을 높여준다. 상추를 찢으면 분비를 촉진시켜서 이 성분이 두 배로 증가한다.
- 마늘: 강력한 항암식품인 마늘은 생으로 먹으면 알리신allicin을 온전히 섭취할 수 있지만 전자레인지에서 가열하면 1분 만에 영양소가 파괴되고 45분 만에 항암 성분이 완전히 없어진다. 그러나 가열하기 10분 전 마늘을 다져 두면 항암 기능이 유지되는데, 마늘 안에 알리나아제allinase라는 효소와 알린allin이라는 성분이 반응을 일으켜 알리신을 만들어낸다.

- 옥수수: 고온에서 옥수수를 조리하면 비타민C의 함량은 줄어들지만 항산화 성분과 항암 작용을 하는 페놀산(ferulic acid)이 증가한다. 옥수수를 115℃에서 10분간 조리하면 240%, 25분간 조리하면 550%, 50분간 조리하면 무려 900%까지 증가한다. 가정에서 115℃까지 올려 조리하려면 압력밥솥을 쓰는 방법이 있다.

- 브로콜리: 브로콜리는 그냥 데쳐 먹으면 비타민C가 24% 파괴되고 단백질도 크게 소실된다. 브로콜리의 항암 성분인 설포라판(sulforaphane)(강력한 항산화물질로 항암, 헬리코박터 파일로리 억제 효과 외에 염증 유발 인자 활성을 저해하는 것으로 알려져 있으며 십자화과 채소에 많이 들어 있음)이 작용하기 위해 미로시나아제를 보존하는 방법은 쪄서 먹는 것이 가장 좋다. 여기에 고추냉이나 겨자를 같이 먹으면 '시니그린' 성분이 미로시나아제 성분을 강화시켜 항암 효과를 극대화시킨다.

- 가지: 쪄서 먹으면 항산화물질인 클로로겐산(chlorogenic)(쌍자엽식물의 잎이나 과실에 많이 포함되어 있는 산)을 더 많이 섭취할 수 있다. 클로로겐산은 노화를 일으키고 질병을 일으키는 주범인 활성산소를 제거해 심혈관질환, 체내 염증 제거에도 도움이 된다. 클로로겐산은 찜기에서 12분까지 늘어나지만 그 이후에는 줄어든다. 따라서 가지를 조리할 때는 12분을

넘기지 말아야 한다. 또한 가지의 칼슘 성분은 찜기에 쪘을 때 가장 많은데, 가지의 조직과 세포벽에서 더 많이 녹아 나오기 때문이다.

- 양파: 혈액순환을 돕고 혈전이 생기는 것을 방지해 심혈관 질환 발병률을 낮춘다. 특히 이런 효과는 양파를 썰 때 산소와 접촉면이 클수록 '황화아릴'이 많이 만들어지는데 혈관을 확장하는 데 효과적이다. 또한 양파의 겉껍질에는 항산화 성분인 케르세틴^{quercetin}과 플라보노이드가 풍부한데 치매 예방과 혈관 건강, 항염증 효과를 높이려면 겉껍질을 최대한 얇게 벗겨내는 것이 좋다.

- 당근: 익혀 먹으면 노화를 방지하는 카로티노이드^{carotinoid}의 흡수율이 무려 50~70%까지 높아진다. 당근에 함유된 카로티노이드 일종인 베타카로틴은 지용성으로 기름에 조리해서 먹으면 건강에 더 도움이 된다.

09

셋, 뇌 자극 운동:
올바른 내 몸 사용설명서

54세 P씨는 택시 운전기사인데, 친구 장례식장에 갔다가 갑자기 말이 안 나오고 왼쪽 팔다리를 움직이지 못하게 되어 응급실로 내원했다. [그림 17]의 첫 번째 사진을 보면 뇌 MRI의 왼쪽(화살표)에 뇌경색이 크게 온 것을 알 수 있다. 54세에 갑자기 발생한 왼쪽 편마비로 그는 스스로 할 수 있는 일이 없어지고 말았다. 뇌경색의 크기로 보면 환자는 후유증으로 왼쪽의 하지마비가 심하게 남을 거라고 예상됐다.

병원에서 퇴원한 뒤 P씨는 재활의학과에서 세밀한 손 운동부터 다시 시작했다. 피나는 노력 끝에 그는 균형을 잡고 제대로 서

[그림 17] **급성 뇌경색 환자 P씨와 관련된 자료**

①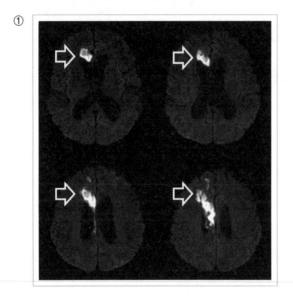

②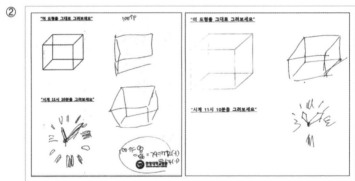

날짜	음식			운동	적요 (약 섭취 여부, 주류는 잔 단위)
	아침	점심	저녁		
5/9(화)	바게트, 버터	된장찌개	된장찌개, 장조림	11,500보	×
5/10(수)	빵, 우전차	황태해장국	고등어구이	11,000보(골프)	×
5/11(목)	빵, 우전차	바지락칼국수	동자개 민물탕	13,800보	×, 소주1
5/12(금)	무국	곱창전골	생선조림	12,000보(골프)	○, 맥주1
5/13(토)	고구마, 우유	소고기국밥	갈빗살, 상추	13,500보, 스윙 50분	○
5/14(일)	고구마, 참외	탕수육, 짜장면	돼지 목살	1,200보	○, 막걸리1
5/15(월)	고구마, 샐러드	가지고기덮밥	제육볶음, 상추	9,000보(골프)	×
5/16(화)	사과, 오렌지	돈가스, 메밀	잡곡밥, 조기구이	13,000보	○
5/17(수)	바게트, 토마토	콩국수, 수육	생략	15,100보(산행)	○, 막걸리2, 소주3
5/18(목)	사과, 우전차	버섯덮밥	생선회	13,000보(골프)	×, 양주3
5/19(금)	육개장	막국수, 불고기	갈치조림, 물김치	12,500보(골프)	○, 막걸리1
5/20(토)	비스킷, 커피	국수	전복죽, 살치살, 샐러드, 쌈밥	3,400보	○, 와인2
5/21(일)	바게트, 혼합 과일 주스	핫도그, 샐러드	쌀밥, 김치찌개, 어묵	11,000보	○, 와인1
5/22(월)	팽오쇼콜라, 차	생선가스	중국 요리	9,200보	×, 고량주4
5/23(화)	과일	갈치구이, 된장찌개	낙지 칼국수	7,700보	×, 소주5
5/24(수)	순두부백반	닭갈비	육포, 수박, 건과류	10,500보(골프)	○, 막걸리1
5/25(목)	토마토, 참외	아구찜	살치살, 된장찌개	1,800보	○, 와인2
5/26(금)	과일, 커피	동치미국수	살치살, 된장찌개	4,500보	○, 와인1
5/27(토)	인삼죽	기내식	기내식		○, 와인2
5/28(일)	빵, 꿀, 요거트	두부찌개	뷔페	15,500보	×
5/29(월)	치즈, 빵, 채소	도미구이	양고기	7,100보	○, 와인4
5/30(화)	빵, 꿀, 요거트	뷔페	선상 디너	7,500보	○, 와인3
5/31(수)	선상 조찬	선상 오찬	선상 디너	11,100보	○, 맥주2

더니 천천히 걷기 시작했다. 6개월 뒤 그의 걸음은 좀 더 나아졌고, 도형 그리기의 두 번째 사진을 보면 알 수 있듯 세밀한 그리기나 계산, 발음 등 인지기능 검사 모두 호전됐다. 그 후로도 P씨는 철저한 자기관리를 통해 모든 기능을 회복했다.

운동선수는 체력을 증가시킬 목적으로 운동을 하지만, 노화 속도의 감소가 목적이라면 약한 강도의 적절한 신체 활동만으로도 충분하다. 하지만 노화로 신체 기능이 저하되기 시작하는 중년 이후에는 아침부터 저녁까지 최대한 많이 움직이는 것이 중요하다. 여기에다 적당한 운동과 영양 관리, 충분한 휴식과 수면, 스트레스의 적절한 해소도 필요하다. 이는 남성보다 특히 여성에게 더 필요한데, 여성은 갱년기에 급격한 호르몬의 변화로 퇴행성질환을 더 많이 겪기 때문이다.

건강을 위해 쉽게 선택할 수 있는 방법이 바로 '운동'이다. 운동은 적절한 체중을 유지시켜 주고 심폐 기능을 향상시키고 체력을 높여줌으로써 활기찬 생활을 하도록 도와준다. 또한 우울증이나 불안 등 정신적 스트레스를 완화시키는 효과도 있다.

특히 규칙적인 운동은 중년 이후 여성에게 흔히 나타나는 골다공증이나 심장질환을 예방하고 치료하는 데 매우 중요한 역할을 한다. 또한 많은 사람이 체중 감량과 체지방 감소를 위해 유산소 운동에 집중하는 경향이 있는데, 근력 운동을 병행해야 '중년 건강'을 유지할 수 있다. 그 이유에 대해 지금부터 살펴보겠다.

10분 운동이 만드는
뇌의 변화

P씨는 심장내과에서 스텐트 시술(심장 관상동맥이 좁아져 혈액이 원활하게 흐르지 못하는 경우 좁아진 부위에 스텐트를 삽입해 혈관을 넓혀주는 시술)을 받은 뒤 걸음이 느려졌다고 내원했다. 환자는 음악계에서 매우 유명한 분이었다. 가족들의 말에 따르면 지휘자로서 전 세계를 누비다가 2016년 심장질환 후 기억력이 급격히 떨어지자 집에만 있으려고 한다는 것이었다. 또한 낮밤이 바뀌어 밤에는 잠을 안 자고 낮에는 잠만 자고 깨어 있을 때는 멍한 상태로 지낸다고 했다. 앞서 말했듯 걸음도 잘 걷지 못하고 운전할 때 소변 참기가 어려워 자주 실수하는 바람에 운전대를 놓은 지 6개월 정도 되었다고 했다. P씨는 연주회 지휘를 약속했으나 이대로는 불가능한 상태였다.

진료를 보고 나서 P씨에게 먼저 하루 10분간 천천히 걷기를 권했다. 낮에 햇빛을 보고 걷기를 추천했지만 환자의 저항이 너무 커서 같이 내원한 가족에게 밤에라도 좋으니 우선 걸어 보라고 말했다.

3개월이 지났을 때 P씨는 낮에 소파에 앉아 있는 시간이 점점 늘어났으며, 4개월이 지난 시점부터는 소변 실수가 거의 없어졌다. 6개월 뒤에는 인지기능이 많이 개선되고 걸음걸이도 호전되었다. 일 년이 지났을 때는 스마트 시계를 차고 5,000보 정도 걷거나 날씨 때문에 못 나가는 경우 집에서 걷기 시작했고, 수면 패턴도 낮에 깨어 있는 시간이 늘어나고 새벽 3~4시쯤 잠이 드는 등 한결 좋아졌다. 그러더니 1년 6개월이 지난 뒤 지휘를 맡을 정도로 상태가 호전되었다. 그는 5년이 지난 지금 연주회 활동을 계속하고 있으며, 파킨슨 형태의 보행도 사라진 상황이다.

이처럼 운동의 효과는 우리가 생각하는 것보다 훨씬 크다. 앞서 통풍과 고지혈증으로 고생하던 L씨도 하루 1만 5,000보까지 걸음 수를 늘리면서 놀랄 만큼 건강을 회복했다([그림 16] 참조).

많은 사람이 성인의 뇌에서는 새로운 신경세포가 생겨나지 않는다고 생각한다. 하지만 최근 연구 결과에 따르면 '뇌의 가소성'이 있어 사건 기억과 공간 탐색에서 중요한 역할을 하는 부위인 해마hippocampus, 연합학습associative learning과 습관 형성에서 중요한 역할을 하는 줄무늬체striatum, 후각 망울olfactory bulb 등에서 성인이 되고 나서도 새로운 신경세포가 생겨난다고 한다.

느리게 나이 드는 기억력의 비밀

그럼 오늘부터 "천 리 길도 한 걸음부터"라는 속담처럼 간단한 걷기 운동부터 시작해 보면 어떨까?

젊음을 지키기 위한
운동

앞선 사례에서 알 수 있듯 노화 방지를 위한 대표적 운동은 집중적인 고강도 운동이 아닌 하루 30분 걷기다. 10분씩 세 번에 나눠 걸어도 좋다. 근골격계 질환이 있거나 당뇨 등 대사성 질환이 있을 때 추천하는 운동이 있으므로 해당 질병에 유익한 신체 활동이나 운동을 선택하면 더 좋다. 예를 들어 무릎이나 발목의 관절염이 있는 경우 물에서 하는 운동이나 자전거, 상체 운동을 추천한다.

노화를 늦추고 건강을 유지하는 데 운동보다 더 좋은 것은 없다. 2000년대 들어서야 운동이 인지력을 높여주고 알츠하이머병 같은 신경퇴행성질환을 예방하는 효과가 있다는 사실이 알려지기 시작했다. 또한 2005년 나이 든 생쥐에게 운동을 시키자 학습 능력이 향상됐다는 결과가 나왔는데, 뇌를 조사해 보니 해마에서 신경 생성neurogenesis이 활발하게 일어났음이 확인됐다.

해마는 뇌에서 기억을 담당하는 부분으로 성체에서도 신경 생성, 즉 뉴런이 새로 만들어진다는 사실이 1990년대에 밝혀졌는데, 운동이 이를 더 활발하게 돕는다는 것이다. 운동이 뉴런의 수를 많이 늘려서 그 결과로 똑똑해졌다는 의미다.

미국 애리조나대학교의 인류학자 데이비드 라이크렌David A Raichlen과 뇌과학자 진 알렉산더Gene Alexander는 2017년 학술지《신경과학경향Trends in Neurosciences》7월호에 운동과 뇌 건강의 관계를 진화신경과학의 관점에서 설명하는 논문을 실었다.[15] 두 사람은 '적응능력모형Adaptive capacity model' 아이디어를 제시했는데, 쉽게 말해 자꾸 쓰거나 외부에서 자극이 오면 필요하다고 판단해 능력을 키우고 안 쓰면 필요가 없다고 판단해 능력을 줄인다는 것이다. 즉 수렵 채집 활동과 비슷한 운동을 꾸준히 해야 몸과 뇌가 건강한 상태를 유지할 수 있다고 한다.

운동은 부작용이 거의 없으며 비싼 돈을 들이지 않고도 누구나 할 수 있는 가장 경제적인 노화 억제 방법이다. 하루 30분 이상, 일주일에 5번 이상만 해도 8~9년 젊어지고 오래 사는 효과를 볼 수 있다. 이처럼 운동이 건강을 유지하고 노화를 늦추는 데 좋다는 것은 알지만 노화에 구체적으로 어떤 영향을 미치는지 아는 사람이 거의 없다. 그렇다면 운동은 구체적으로 우리 몸에 어떤 도움이 될까?

호르몬 요법 효과가 있다

운동하면 신경-호르몬계가 자극되어 뇌하수체에서 성장 호르몬과 황체화 호르몬이 분비된다. 이때 황체화 호르몬은 다시 남성 호르몬이 많이 만들어지도록 한다.

성장 호르몬과 남성 호르몬은 대표적인 노화 방지 호르몬이다. 운동 강도가 최대 운동 능력의 40%를 넘어서면 성장 호르몬 분비가 증가하기 시작하고, 운동 강도가 강할수록 성장 호르몬 분비도 증가한다.

면역력을 증강시킨다

운동을 하면 면역물질의 생성이 촉진되어 각종 질병에 잘 걸리지 않게 된다. 노화는 면역기능 저하로 전체 시스템이 염증을 거치면 가속도가 붙는다. 따라서 질병에 대한 저항력이 강해지면 당연히 노화를 늦추는 데 도움이 된다. 또한 운동은 혈압과 혈당을 낮춤으로써 고혈압과 당뇨병 예방이나 치료에도 효과적이다. 동맥경화나 지방간, 비만 등 생활 습관에 따른 질병을 예방하고 치료하는 데 도움이 되는데, 이는 노화 속도와 연결되어 있다.

뼈를 튼튼하게 만든다

골다공증을 예방하기 위해 골다공증약을 먹는 것도 중요하지만 가장 중요한 것이 바로 운동이다. 여성 호르몬의 양은 배란 주기에 따라 약간씩 차이가 있지만 보통 $40~400pg/ml$다. 하지만 51세 전후 폐경이 되면 여성 호르몬의 수치가 급격히 떨어져 $10pg/ml$ 이하까지(젊을 때가 1이라면 1/4에서 1/40까지) 감소한다. 그러면서 폐경 전후 안면홍조 같은 가벼운 증상부터 심혈관질환이나 치매 같은 심각한 질환까지 이상 징후가 30가지 이상 나타난다. 우리나라 여성의 90%가 이런 증상을 겪는다.

여성 호르몬은 뼈를 만드는 세포(조골세포) 분화를 촉진하고 뼈를 없애는 세포(파골세포) 분화를 억제해 뼈의 생성 속도는 높이고 뼈의 흡수 속도는 낮춰 뼈를 단단하게 만들어준다. 따라서 여성 호르몬이 감소하면 골다공증이 오기 쉬우며, 남성도 정도의 차이는 있으나 중년 이후 골다공증이 올 수 있다. 이때 운동은 골다공증을 예방하는 가장 좋은 방법이다.

중년이 되면 팔, 다리, 무릎, 허리가 자주 결리고 아프다. 이는 나이가 들면 자연적으로 나타나는 증상이 아니라 골다공증 때문인 경우가 더 많다. 골다공증을 예방하고 뼈를 튼튼히 하려면 칼슘을 비롯한 영양소를 고루 섭취하는 것도 필요하지만 골(骨)의 양을 높이는 운동을 해야 한다.

척추 골밀도가 71%, 대퇴부 골밀도가 61%인 40대 후반 골다공증 여성 환자가 있었다. 이 환자는 하루 60분, 주 5~6일씩 유연 체조, 고정식 자전거 타기, 속보, 팔로 페달을 돌리는 상체 자전거 순서로 운동을 했다. 5개월이 지난 뒤 이 환자의 골밀도는 척추가 83%, 대퇴부가 81%로 급증했다. 여성 호르몬 에스트로겐을 보충하고 풍부한 칼슘을 섭취한 이유도 있지만 운동도 골량 증가에 중요한 요인이 됐다.

조깅, 산책, 자전거 타기, 계단 오르기, 등산, 노 젓기, 웨이트 트레이닝 등 자기 체중을 이용해 근육을 수축시키는 운동은 뼈에 자극을 주어 골밀도를 높여준다. 특히 가벼운 아령을 들거나 최대 능력의 40~50% 강도로 웨이트 트레이닝을 하면 골밀도에 긍정적 영향을 미친다.

고령자의 경우에는 강노가 센 운농보다 가벼운 산책이 좋은데, 하루에 6,000~7,000보 걷기를 권하고 싶다. 이때 보행 속도는 신체 능력에 따라 다르지만 1분에 50~100m가 적당하다. 또한 집에서 고정식 자전거를 30~60분 정도 타는 것도 좋다.

신체 기능이 향상된다

자신에게 맞는 운동을 꾸준히 하면 심폐 기능, 근력, 근지구력, 최대 산소 섭취 능력 등이 증가한다. 이는 결과적으로 심혈관질환 예방뿐 아니라 운동 능력을 증진하고 활력을 불어넣어 준다. 또한 중년 이후 가장 중요한 근육 감소를 막을 수 있다. 근력을 향상시키려면 무산소 운동으로 알려져 있는 저항성 운동을 해야한다. 노인의 경우 3~4개월간 운동을 통해 2~3배의 근력 향상 효과를 얻을 수 있다. 근력 운동은 식이 에너지 섭취의 증가, 체지방 감소, 이상적 체중 유지, 효과적인 에너지 대사를 통한 인슐린 작용을 개선시켜 주기도 한다.

'각오'하는 순간
뇌는 바뀐다

뇌는 20세쯤 완성되고 나서 환경에 따라, 사용하기에 따라 계속 변해 간다. 생각의 방향을 바꾸기만 해도 운동을 계획하는 전운동 영역premotor area을 비롯해 뇌의 많은 부분은 어떤 동작을 실제로 할 때나 그 동작을 상상할 때 거의 동일하게 작동한다. 따라서 상상을 통해 동작을 계획하는 뇌 영역을 연습해 두면 계획한 운동을 실행에 옮기기가 좀 더 수월해진다.

실제로 운동선수는 신체 훈련을 할 때 이미지 트레이닝(상상 연습)을 병행하기도 한다. 세계신기록을 세운 역도의 장미란 선수는 경기하는 무대에 올라가서 수킬로그램의 바벨을 들어 올리는 장면을 상상하는 훈련을 정기적으로 했다고 한다.

생각하는 것만으로도 효과가 있다면 실제로 한번 해 보는 것은 더 큰 효과가 있다. 행동은 상상보다 더 많은 뇌 영역을 더 오래 사용해야 하기 때문이다. 그러므로 '예전에는 이걸 잘못했는데 앞으로는 저렇게 행동해야지'라고 생각할 시간에 '이제 알았으니 바로 해 봐야지'라며 각오를 다진 뒤 당장 해 보는 게 낫다. 그런 '지금'이 꾸준히 쌓이면 자신이 원하는 모습에 점점 더 가까워질 것이다.

뇌의 상태를 실시간으로 관찰하는 기술이 발달하면서 생각으로 뇌를 바꾸어 치료하거나 훈련하는 사례도 점점 늘어나고 있다. 예를 들면 만성 통증 환자에게 통증에 관련된 뇌 부위의 활동 크기를 실시간으로 보여주면서 활동 크기를 줄이도록 훈련시키면 해당 영역의 활동이 줄어들면서 통증도 줄어드는 것을 볼 수 있다. 또한 실시간으로 기능성 자기공명영상real-time fMRI을 통해 피험자의 뇌 상태를 보여주고 훈련시킴으로써 집중력을 개선할 수도 있다.

뇌는 하드웨어, 마음은 소프트웨어다. 뇌의 활동은 구조적 변화를 동반하며, 구조의 변화는 동작의 변화를 불러온다. 그러므로 환경 변화에 적응하거나 경험과 연습을 통해 뇌의 작동 방식이 변하면 구조도 함께 변한다.

뇌는 몇 초 만에도
변화한다

변화의 속도는 예상외로 빠르다. 신경세포의 종류와 뇌 부위에 따라 다르겠지만, 스파인spine(뉴런에 있는 조그만 돌기로 뇌의 기억회로에서 신호의 흐름을 조정하는 소자로 여겨짐) 모양은 고작 몇 초 사이에도 달라진다. 시냅스를 구성하는 구조물인 스파인의 모양 변화는 시냅스 세기의 변화를 일으킨다. 인공신경망의 학습이 연결 세기를 바꾸는 과정이었음을 떠올리면 스파인 모양이 바뀌는 것이 얼마나 큰 의미를 지니는지 알 수 있다.

뇌에는 무려 860억 개의 신경세포가 있고, 신경세포 하나당 평균 7,000개의 시냅스를 가지고 있기 때문에 일부 시냅스의 모양이 바뀌는 정도쯤은 사소하게 느껴질 수 있다.

한 연구에서는 피험자들에게 자동차 경주 게임을 하면서 경주 트랙을 기억하게 했다. 두 시간의 학습 전후에 자기공명영상으로 피험자들의 뇌를 살펴봤더니 공간 탐색에 관련된 뇌 부위인 해마와 부해마에서 구조적 변화가 관찰되었다. 고작 두 시간의 연습으로 1㎣ 크기에서 확연한 차이가 느껴질 만큼 변화가 일어난 것이다.

이런 변화가 오래 누적되면 뇌 구조의 차이는 두드러지게 나타난다. 영국 런던에서 택시 운전면허자격증을 따려면 2만 5,000개나 되는 미로 같은 도로를 돌아다니며 길을 외워야 한다. 런던 택시 기사들의 뇌를 관찰해 보면 공간 탐색에 기여하는 해마 뒷부분이 일반인보다 큰 대신에 해마 앞부분은 일반인보다 작다고 한다. 그런데 그 정도가 택시 운전 경력이 오래될수록 더 크게 나타났다. 새로운 신경세포의 형성은 신체적 운동을 할 때, 다양한 자극으로 환경을 풍성하게 만들어주었을 때 활발해진다.[16]

지금부터 계단 오르기, 아침저녁 스트레칭 등 몸에 큰 부담이 가지 않지만 기능 회복에 뛰어난 몇 가지 운동을 추천하겠다. 또한 뇌의 컨디션을 단번에 끌어올릴 '주말 고강도' 운동도 소개하겠다. 제대로 알고 하면 이들 운동으로 큰 효과를 볼 수 있다. 주의할 점을 꼼꼼히 체크한 뒤 도전해 보자.

걷기의 업그레이드 버전, 계단 오르기

걷기나 러닝머신, 실내 자전거보다 효과가 좋은 유산소 운동이 있다. 지형지물을 이용하는 방법인데, 계단을 활용하면 강도 높은 유산소 운동을 할 수 있다. 계단 오르기는 단 몇 분만으로도 녹초가 되는 고강도 유산소 운동으로, 허벅지와 엉덩이 근육을 만드는 근력 운동의 효과까지 있다. 평지에서 하는 유산소 운동보다 체력 강화와 근육 형성에 효과적이다.

계단 대신 언덕을 오르는 방법도 있다. 언덕의 기울기에 따라 계단보다 언덕 오르기가 더 힘들 수도 있다. 오르기 운동은 다리의 활발한 움직임이 필요할 뿐 아니라 복부에 힘이 가해지고 팔도 부지런히 움직여야 하는 전신운동이다. 계단 오르기 운동이 단조롭고 지루하지 않을까 해서 망설인다면 걱정할 필요 없다. 어차피 장시간 할 수 있는 운동이 아니기 때문이다.

《스포츠와 운동의 의과학Medicine & Science in Sports & Exercise》에 실린 논문에 따르면 경사면 오르기는 운동 효과가 탁월해서 10분씩 주 3회만 해도 체력이 상당히 좋아지고 심혈관계의 건강이 개선되는 효과가 나타난다고 한다. 모든 유산소 운동을 계단 오르기 운동으로 바꿀 필요 없이 주 1회만 실시해도 된다.

건강·피트니스 회사 데일리번DailyBurn은 25분간 계단 오르기 운동 방법에 대해 다음과 같이 소개하고 있다.

내 몸을 바꾸는 8단계 25분 계단 운동

처음 5분은 준비 운동 단계로, 평지에서 가볍게 걷거나 뛰기 운동을 한다. 그런 다음 5분은 한 칸씩 계단을 올랐다가 다시 내려온다. 가장 아래 계단에 도착한 다음에는 첫 번째 계단에 손을 짚고 팔굽혀펴기를 8~10회 정도 실시한다. 그다음 5분은 한 계단씩 건너뛰는 큰 보폭으로 계단을 올라갔다가 다시 내려와서 1분간 플랭크 자세를 취한다. 연이어 5분 동안은 토끼뜀을 뛰듯 두 발로 동시에 껑충껑충 계단을 뛰어올랐다가 계단을 다시 내려온 뒤에 버피테스트를 5회 실시한다. 마지막 5분은 가볍게 걷거나 뛰면서 마무리 운동을 한다.

25분간 계단 오르기 운동을 하려면 어느 정도 기초 체력이 갖춰진 상태라야 한다. 체력이 약한 사람은 계단을 오르는 동안 숨이 헐떡거리는 상태가 되면 동작을 멈춘다. 또한 계단을 내려올 때는 관절에 무리가 가지 않도록 적낭한 속도로 조심해서 내려온다. 계단 오르기 운동을 할 때 지루함을 덜고 체력을 좀 더 강화시키려면 계단 오르기 운동 사이사이에 근력 운동을 섞는 것도 좋은 운동 전략이다.

'쉬지 않고 얼마큼 계단을 오를 수 있느냐'는 체력의 척도가 되기도 한다. 실제로 4층 계단을 쉬지 않고 오를 수 있는 사람의 경우 조기 사망 위험이 낮다는 연구가 발표되기도 했다. 스페인 라코루냐대학병원 연구팀은 관상동맥질환을 앓고 있거나 의심되는 1만 2,615명을 대상으로 5년여 동안 트레드밀(러닝머신) 운동을 활용한 연구를 진행했다.

연구팀은 피실험자들을 런닝머신에서 뛰거나 걷게 한 뒤 지칠 때까지 점차 강도를 높이는 실험을 진행했다. 연구 결과, 기준에 미치지 못했던 참가자는 기준에 도달한 참가자에 비해 심혈관질환으로 사망할 위험은 3배, 암으로 사망할 위험은 2배 높은 것으로 나타났다. 이처럼 신체 활동은 단순히 체중을 줄이는 것 외에도 혈압과 지질 농도를 개선하고 염증을 감소시키며 종양에 대한 면역 반응을 향상시킨다.[17]

계단 운동으로 노후 질환을 막는다

일반적으로 계단 한 칸을 오를 때 약 0.15kcal를 소모하고, 한 칸 내려갈 때 약 0.05kcal를 소모한다. 따라서 30분 기준으로 평지 걷기는 약 120kcal를 소모하고, 계단 오르기는 약 220kcal를 소모한다. 계단 오르기 운동은 혈액순환을 원활하게 해주고 산소의 순환 기능을 원활하게 만들어 뇌 건강과 인지기능 개선, 치매 등 신경퇴행성질환의 발병을 늦추고 심혈관계를 강화한다는 연구 결과도 있다.

2019년 캐나다 브리티시컬럼비아대학교와 맥마스터대학교 연구진의 논문에 따르면, 하루 60개의 계단을 한번에 오르고 나서 1~4시간을 쉬었다가 다시 오르기를 3회 반복한 성인이 6주 뒤 계단 오르기 운동을 하지 않은 사람보다 심혈관계 기능이 향상됐다.

이 외에도 계단 오르기는 무릎 주변 근육 단련에 도움이 되며 무릎 연골 부담을 줄이고 퇴행성 관절염도 예방할 수 있다. 또한 유산소 운동과 무산소 운동이 고르게 혼합되어 혈압을 올리지 않으면서 근력 운동을 할 수 있다. 다만 계단 오르기 운동을 할 때 환기가 중요한데, 창이 있는 계단은 상관없지만 먼지가 잔뜩 쌓인 창 없는 비상계단은 호흡기에 문제를 일으키는 등 오히려 역효과가 나타날 수 있다.

계단을 오를 때 올바른 자세는 다리를 11자로 하고, 골반과 허리가 일자로 펴지도록 가슴을 곧게 펴고 해야 한다. 발바닥은 앞꿈치부터 디디되, 균형 감각이 떨어지는 노인의 경우 낙상 사고가 발생할 수 있으므로 발바닥 전체로 딛고 두세 칸을 한꺼번에 오르지 않도록 주의한다.[18]

뇌 관리를 위한 간단한 스트레칭

스트레칭은 뇌 관리의 기본으로, 뇌와 몸을 연결하는 신경을 재정비해 준다. 평소 사용하지 않는 근육을 펴거나 신체를 뒤트는 것만으로도 뇌에 자극이 가해져 뇌 기능이 향상된다.

아침에 일어나 무의식중에 하는 스트레칭은 몸을 편안하게 풀어주어 하루의 시작을 기분 좋게 만들어준다. 또한 스트레칭을 하면 혈관을 감싸고 있는 근육의 긴장도가 낮아지기 때문에 아침뿐 아니라 점심과 저녁에도 규칙적으로 스트레칭을 해주면 좋다.

몸의 순환 효과를 높인다

스트레칭은 신체 순환 측면에서 효과가 있다. 운동 전 굳은 몸을 예열시켜 준비 상태로 만들어주고, 운동을 마친 뒤에는 지친 몸을 회복시켜 준다.

해부학적으로 우리 몸의 기둥 역할을 하는 뼈는 성인의 경우 총 206개로 이루어져 있으며 형태와 크기, 각도 등이 각각 다르다. 뼈와 뼈가 만나는 곳인 관절(뼈마디)은 뼈를 연결시켜 움직일 수 있게 만들어준다. 즉 몸무게의 약 절반을 차지하는 근육에 힘을 주어 수축시키면 양 끝의 거리가 짧아지고, 반대로 근육이 이완되면 거리가 멀어져 움직임이 생긴다. 몸의 움직이는 원리는 근육의 힘으로 붙어 있는 뼈가 움직이면 관절은 그것에 맞게 움직임을 제공하는 형식이다. 만약 근육의 길이가 정상 길이보다 짧아지면 움직임이 제한될 수밖에 없다.

또한 근육 사이에는 혈관이 있다. 특정 부분에서 움직임이 제한된다면 우리 몸의 다른 관절에 더 많은 움직임과 스트레스가 가해지고, 그 안에 있는 혈관의 수축과 이완도 영향을 받아 혈액 순환에 나쁜 영향을 줄 수밖에 없다.

스트레칭으로 무너진 몸의 균형을 잡는다

스트레칭 부족으로 상하지 근육 길이에 불균형이 온다면 움직일 때 다른 관절을 더 많이 사용하게 되어 척추 자체에 무리가 올 수 있다. 예를 들어 하지의 스트레칭이 제대로 되어 있지 않으면 바닥에서 물건을 주울 때 허리를 더 구부리게 되는데, 오랜 시간 앉아 있는 현대인은 근육이 짧아져 허리에 무리가 갈 수 있어 '근육 스트레칭'은 필수다. 스트레칭은 해부학적으로 정상적인 움직임을 가능하게 하고, 과부히기 걸린 신체 부위의 부상을 예방하는 좋은 방법이다.

모든 사람이 동일한 동작과 강도로 스트레칭을 할 필요는 없다. 건강을 유지하기 위한 목적이라면 신체 전반적으로 적절한 강도로 하는 것이 좋다. 만약 상체를 많이 사용한다면 상체, 하체를 많이 사용한다면 하체를 중점적으로 스트레칭하는 것이 좋다. 스포츠를 즐기는 사람이라면 많이 사용하는 근육을 풀어줘야 한다. 예를 들어 회전력이 꼭 필요한 골프는 고관절 주변과 등, 가슴, 어깨 쪽 스트레칭을 중점적으로 해주는 것이 좋다.

아침과 점심, 저녁에 맞는 스트레칭

스트레칭은 근육을 늘여 유연성을 향상시키고, 움직임의 범위를 개선해 근육 부상 위험을 감소시키고, 허리 근육을 강화시켜 통증을 완화하고, 부상을 예방할 수 있다. 또한 신체 운동 능력을 향상시키고, 부교감신경계를 활성화시켜 편안함을 느끼게 해주어 스트레스를 감소시킨다. 더 나아가 올바른 자세를 갖는 데도 도움을 준다.

스트레칭의 이런 7가지 효과를 최대치로 올리기 위해 아침과 점심, 저녁에 하면 좋을 쉽고 단순한 동작을 몇 가지 소개하고자 한다.

아침 스트레칭

아침에는 밤새 굳어진 사지 근육을 이완시켜 안정적 혈압 상태에서 새로운 운동을 가능하게 해주는 스트레칭이 좋다. 고혈압 환자의 아침 혈압이 $155mmHg$ 이상이라면 뇌졸중 발병 확률이 6배까지 치솟는 만큼 아침 시간에 혈압이 급격히 오르면 위험하다. 이런 경우 부교감신경 활성화를 높이고 스트레스를 줄일 수 있는 가벼운 스트레칭이나 명상, 걷기 운동이 좋다. 아침에는 척추와 어깨, 복부에 쌓인 근육의 긴장을 서서히 풀어주는 동작을 주로 한다.

고양이 자세, 소 자세 손을 어깨 바로 아래에 놓으며 손바닥을 바닥에 평평하게 편다. 양쪽 무릎은 엉덩이 아래에 둔다. 숨을 깊이 들이마시고 등을 아치형으로 내린 뒤 고개는 약간 위로 젖혀 배를 바닥 쪽으로 떨어뜨린다. 다시 등을 둥글게 하고 척추를 천장 쪽으로 밀면서 숨을 내쉬고 손바닥으로 밀어낸다. 이를 5~10회 반복한다.

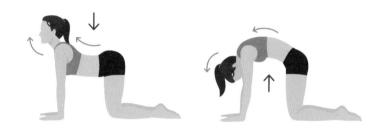

목 돌리기 너무 높거나 낮은 베개를 베고 자면 아침에 목이 아플 수 있다. 목 돌리기 스트레칭은 잠에서 깼을 때 목의 긴장과 뻣뻣함을 누그러뜨리는 데 도움이 된다. 똑바로 서거나 앉은 자세에서 정면을 바라본다. 목 오른쪽이 부드럽게 펴질 때까지 머리를 왼쪽으로 돌린다. 잠시 멈추었다가 머리를 반대쪽으로 돌린다. 이를 5~10회 반복한다.

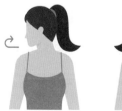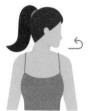

점심 스트레칭

운동 효과가 가장 큰 시간대이기 때문에 가능한 한 근력 운동 위주로 하길 추천한다.

비둘기 자세 왼쪽 무릎을 굽히고 몸 앞쪽으로 양반다리를 한다. 오른쪽 다리를 뒤로 길게 빼서 발등이 바닥에 평평해지도록 한다. 엉덩이가 바닥에 닿지 않으면 엉덩이 밑에 베개나 쿠션을 넣는다. 그리고 허리를 펴고 손을 바닥에 댄다. 이 자세를 유지한 채 최대 10번 호흡을 하고 나서 왼쪽, 오른쪽 다리의 위치를 바꿔준다. 이 동작은 엉덩이 주변 근육의 긴장을 푸는 데 도움이 된다.

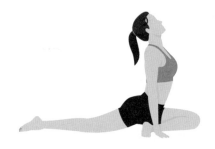

견상(다운독) 자세 앉은 자세에서 손과 무릎을 바닥에 댄다. 그리고 무릎을 바닥에서 들어 올릴 때 손을 통해 위로 밀어 올린다. 꼬리뼈를 천장 쪽으로 들어 올릴 때 등과 다리, 팔을 곧게 유지한다. 이때 체중이 몸

느리게 나이 드는 기억력의 비밀

양쪽으로 고르게 분산되도록 한다. 팔과 일직선이 되게 고개를 숙이면서 발뒤꿈치를 바닥에서 살짝 뗀다. 이 자세를 최대 1분간 유지한 뒤 첫 동작으로 돌아가기를 반복한다. 이 동작은 간단한 근력 강화 자세로 허리, 어깨, 종아리 근육을 강화시키는 데 도움이 된다.

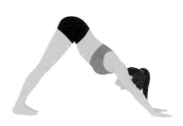

직장인의 경우 다음 그림과 같이 사무실에서 간단하게 할 수 있는 스트레칭으로 대치해도 된다.

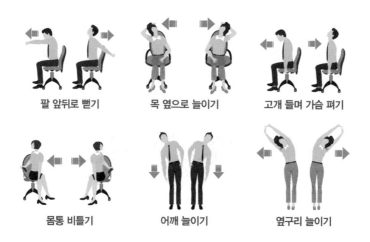

저녁 스트레칭

하루의 피로를 풀어주고 긴장된 근육을 이완시켜 숙면을 취하게 해준다.

`아기 자세` 발뒤꿈치에 엉덩이를 대고 앉는다. 몸을 앞으로 숙여 이마를 바닥에 갖다 대면서 엉덩이는 뒤로 뺀다. 손바닥을 바닥에 평평하게 펴고 손을 머리 위로 뻗는다. 숨을 깊이 들이쉬고 내쉬면서 3~5분 동안 이 자세를 유지한다. 이 동작은 어깨, 등, 목 근육의 긴장을 이완시켜 준다.

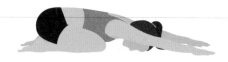

`누운 나비 자세` 등을 대고 누워 왼쪽과 오른쪽 발바닥을 마주 보게 붙인 뒤 두 무릎을 양옆으로 활짝 편다. 양손은 골반 위에 가볍게 올려

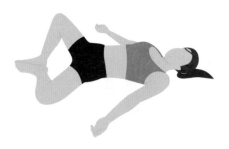

162

주거나 편하게 땅에 내려놓는다. 숨을 깊이 들이쉬고 내쉬면서 양 무릎에 힘을 빼며 골반을 더 열어준다. 이 동작은 굳어진 골반을 열어주고 혈액순환과 독소를 배출하는 데 도움을 준다.

기구 스트레칭 장시간 서서 일하거나 앉아서 일하는 사람은 다리가 자주 붓거나 아플 수 있다. 이런 경우 스트레칭만으로는 근육이 풀리지 않을 수 있으므로 폼롤러나 마사지볼을 활용하면 좋다(폼롤러와 마사지볼이 없다면 테니스공이나 골프공, 페트병 등 집에 있는 물건을 활용해도 된다). 뭉친 종아리나 발바닥을 꾹꾹 눌러주거나 문질러주면 근육이 시원하게 풀린다. 일주일에 한두 번 족욕이나 반식욕 등 온욕을 하는 것도 좋다.

> **Tip**
>
> ## 뇌를 깨우는 손 운동
>
> * **주먹 쥐었다가 펴기**
> 한 손씩 번갈아 가며 한다.
>
>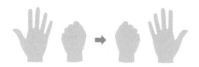

• 손가락 반대로 펴기

① 양손 다 주먹을 쥔다. ② 오른손은 엄지, 왼손은 새끼손가락을 편다. ③ 반대로 왼손은 엄지, 오른손은 새끼손가락을 편다.

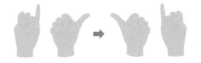

• 새 모이 주기

① 양손가락을 모아서 새부리처럼 붙여준다. ② 한쪽 손을 다른 쪽 손바닥에 붙여준다. ③ 다시 양손가락 모아서 새 부리처럼 붙여준다. ④ 반대쪽 손가락을 다른 쪽 손바닥에 붙여준다.

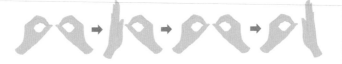

• 손가락 반대로 접기

① 양손을 편다. ② 오른손은 엄지손가락부터 접어주고, 왼손은 새끼손가락부터 접어준다.

• 셀프 가위바위보

혼자서 가위바위보를 하는데, 왼쪽 손이 항상 이기게 가위바위보를 한다. 이때 같은 것을 계속해서 내지 않도록 한다. 매일 이 동작을 5분 정도 한다.

느리게 나이 드는 기억력의 비밀

손은 감각이 무척 예민한데, 그 이유는 우리 신체 가운데서 뇌의 가장 넓은 부분의 신경과 연결되어 있기 때문이다. 그래서 손으로 글씨를 쓰면 뇌의 여러 부분을 동시에 활성화시킬 수 있다. 손을 사용하면 뇌에 있어 다양한 영역의 유기적 연결이 강화되어 뇌세포의 기능이 향상된다. 이를 뇌의 여유 공간brain reserve이라고 하는데, 이것이 커지면 뇌세포가 '일당백'이 되어 치매 예방에 큰 방어막 역할을 한다.

• 핑거 요가

이 외에도 손가락과 손목을 중심으로 하는 요가 동작이 있는데, 일명 핑거 요가라고 불린다. 이 동작은 평소 잘 사용하지 않아서 쉽게 굳어지거나 약해질 수 있는 손가락·손목의 유연성과 근력을 향상시키고, 손의 기능을 강화시켜 뇌를 자극하는 데 도움을 준다. 주요 동작은 다음과 같다.

① 손가락을 최대한 펴고 구부리기를 5회씩 반복한다. ② 5초간 손가락 사이를 최대한 벌려 손가락 관절을 유연하게 만든다. ③ 손가락 깍지를 끼고 5초간 힘을 주었다 풀었다를 반복한다.

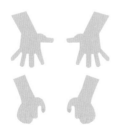
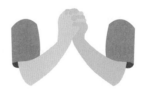

핑거 요가와 뇌의 상관관계에 대한 연구는 아직 초기 단계지만, 다양한 연구에서 핑거 요가를 통한 뇌 기능의 향상 효과가 확인되고 있다. 핑거 요가는 특별한 장비가 필요하지 않아서 어디서든 쉽게 할 수 있으므로 생각날 때마다 뇌를 자극시킨다는 생각으로 해 보자.

뇌를 깨우는
주말 고강도 운동

87세 K씨는 건망증으로 불편함을 느끼고 8년 전쯤 외래로 내원했다. 80이 가까운 나이에도 자기 일을 하는 중이었고, 건망증은 업무에 큰 지장을 줄 정도는 아니었다. 어느 날 우연한 기회에 일반 혈액 검사, 유전자 검사, 인지기능 검사, 뇌 MRI, 알츠하이머 치매를 확정 진단하는 아밀로이드 PET 검사를 진행했는데, 놀랍게도 치매 고위험군으로 판명되었다. 그는 놀랍게도 ApoE4를 가지고 있었으며, 아밀로이드 PET 검사에서 전체 뇌에 걸쳐 심한 알츠하이머병이 퍼져 있었다. 우연히 했던 뇌 검진에서 갑작스럽게 치매 고위험군이 되었다. 그렇다면 8년이 지난 지금 K씨는 어떻게 지내고 있을까?

치매를 이기는 달리기

놀랍게도 K씨는 여전히 사업을 하고 있으며, 뇌에서 치매를 일으키는 아밀로이드 단백질만 확인되었을 뿐 정상 인지기능을 보이고 있다. K씨가 치매를 물리칠 수 있었던 비결은 과연 무엇일까? 바로 '달리기'였다.

그는 늦은 나이에 달리기를 시작해 현재까지도 활력 넘치는 일상을 보내고 있다. 특히 놀라운 것은 80대 후반인 지금도 단단한 근육을 유지하고 있으며, 등 척추가 앞으로 굽지 않았다는 점이다. 환자를 보면서 가장 중요하게 생각하는 것은 근골격의 굴곡인데, 내가 생각하기에 달리기는 치매를 예방하는 고강도 힐링 운동 가운데 단연 1등이다.

계획만 세울 것이 아니라 이제 실행에 옮겨 보자. 월요일과 수요일, 금요일은 '퍼스널 트레이닝PT'으로 중·고강도 운동을 하고 주말에는 아침 일찍 일어나 10km씩 달리는 유산소 운동을 병행한다. 젊은 나이에 시작하면 좋겠지만 중년의 나이에도 충분히 시작할 수 있다. 에너지를 채우려면 힘이 있어야 하고 힘을 기르려면 운동이 필수다. 다른 운동에 비해 마라톤은 별다른 준비 없이 혼자서 맨몸으로 언제든 할 수 있는 운동이다. 시작 단계라면 걷기부터 시작하고 10% 정도 달리기로 채워 보기를 권한다.

관절이 걱정스러워 선뜻 운동을 시작하지 못하는 사람이 있는데, 관절을 보호하기 위해선 중강도의 근력 운동을 병행하는 것이 좋다. 근육이 많으면 뼈와 관절을 단단히 붙들어 주기 때문에 관절 손상을 예방하면서 달리기를 할 수 있다.

달리기는 모든 동물이 걸음을 떼면서 자연스레 시작하는 운동이다. 혼자 뛰는 것이 지루하고 재미없다면 러닝앱을 사용하거나 여러 사람이 함께 뛰는 달리기 동호회에 가입하는 것도 좋은 방법이다.

달리기는 '자세'가 무척 중요하다. 달릴 때 팔을 뒤로 치듯 반동을 이용해 달리고, 다리는 대퇴부를 끌어올린다는 느낌으로 뛰면 자세가 곧아진다. 단 시작 단계에서는 천천히 달리고, 노화 예방을 위해 하루 7~10㎞ 이상 뛰지 않는 걸 추천한다(피부 노화를 막기 위해 자외선 차단제를 꼼꼼히 바르고 달리자).

뇌에 놀라운 변화를 일으키는 등산의 4가지 효과

등산은 적은 비용으로 신체 건강을 증대시킬 수 있는 운동이다. 게다가 다양한 작용을 통해 뇌 기능도 향상시켜 준다. 등산은 끊임없이 오르막과 내리막길을 걸으면서 신체 순환이 바로잡히고, 도심에서 깨어진 불균형을 회복시켜 주는 좋은 명상 환경을 제공한다. 과학자들이 밝혀낸 등산이 뇌에 미치는 영향은 다

음 4가지다.[19]

첫 번째, 스트레스를 해소시켜 주고 정신 건강에 긍정적 영향을 미친다. 나무에서 방출되는 피톤치드를 흡입하면 스트레스 호르몬인 코르티솔cortisol 수치가 낮아진다. 2015년 스탠퍼드대학교 산림과학과 그레고리 브래트먼Gregory Bratman 박사의 연구에 따르면 자연환경에서 시간을 보내면 정신질환과 관련된 반추 사고(부정적 생각을 무의미하게 반복하는 것)가 경감된다고 한다.[20] 연구진은 90분간 자연환경에서 걸은 사람과 도시환경에서 걸은 사람의 신경 활동을 분석한 결과, 자연환경에서 걸은 사람이 반추 사고를 덜하는 것으로 나타났다고 한다.

두 번째, 공간인지 능력을 향상시켜 준다. 영국 케임브리지대학교의 신경과학자 해나 크리츠로Hannah Critchlow 박사는 "등산할 때 방향을 정하고 지도를 보면서 현재 위치와 가야 할 곳을 파악하는 과정을 통해 뇌 활동이 촉진되어 공간인지 능력이 향상된다"라고 밝혔다.[21] 초기 알츠하이머 치매 환자는 복잡한 장소에 가면 "길이 낯설어요"라는 말을 자주 한다. 알츠하이머 치매에서 가장 먼저 떨어지는 능력이 공간인지 능력으로, 등산은 이 능력을 지킬 수 있게 해준다.

세 번째, 창의력을 높여준다. 어떤 종류의 운동이든 뇌 속 해마에서 새로운 뇌세포를 만들어내는 신경 생성을 유도한다. 등산도

이 신경 생성을 자극하는 운동이다. 또한 등산은 '자연 속에서' 움직이고 지형을 이용하기 때문에 다른 운동에 비해 창의력 증가 효과가 크다.

네 번째, 치매를 예방하고 기억력을 향상시킨다. 주기적으로 하는 등산은 기억력 향상과 치매 예방에 도움이 된다. 보건복지부가 발표한 〈치매 예방을 위한 인지 건강 수칙〉에 따르면 규칙적인 운동은 알츠하이머 치매에 걸릴 위험을 31% 낮추고, 매일 운동하면 이 위험도가 80% 줄어든다고 한다.[22] 또한 별다른 운동을 하지 않더라도 일주일에 3회 이상 $3km$를 걸으면 치매에 걸릴 위험이 31% 낮아지고, 매일 이렇게 걸으면 위험도가 70%까지 경감된다고 한다.

신체의 균형 감각과 사회성을 기르는 축구

축구공 하나에 세계인의 시선이 집중되는 때가 있다. 바로 월드컵 시즌이다. 물론 보는 축구도 재밌지만 시간과 여건이 된다면 직접 해 보는 것도 좋다. 심폐지구력, 근력, 유연성, 균형 감각을 골고루 강화시켜 주는 종합 운동이기 때문이다.

축구는 심폐기능을 강화시키는 달리기나 걷기 등 유산소 운동이 90%, 강인한 근력과 순발력을 요하는 무산소운동이 10%를 차지한다. 따라서 폐활량이 증가하고 몸에 산소 공급이 잘 이루어져 혈관질환 등 성인병 예방에 도움이 된다. 또한 하체를 많이 사용해서 장딴지가 굵어지고 하체 근력이 좋아질 뿐 아니라 눈과 발의 협응력, 신체의 전반적인 균형 감각이 좋아진다.

축구는 달리기와 점프를 많이 해야 하는 운동이다 보니 뼈 세포와 성장판을 자극해 골밀도를 증가시킨다. 그리고 우리 몸에서 가장 큰 근육이 대퇴(허벅지) 근육인데, 이 근육의 신경은 뇌와 연결되어 있다. 그래서 경기 중에 걷기만 해도 심박출량이 평소의 10배 이상 증가해 뇌에 산소와 영양분이 충분히 공급되고 뇌 활동이 활발해진다.

또한 팀 스포츠인 축구는 협동심이나 사회성을 기르고 자신감과 자존감, 적응력을 키우는 데 도움이 된다. 경기 중에 팀원들과 끊임없이 대화하고 소리를 지르다 보면 스트레스도 해소된다.

사실 노화는 마음에서 시작된다. 사회적 관계에서 마음이 위축되기 시작하면 신체의 노화 과정도 시작된다. 이때 목적 없는 활동보다는 축구처럼 승부가 존재하고 규칙을 가진 활동이 뇌에 도움이 된다. 역동적인 스포츠를 통해 자존감을 키우는 것도 항노화의 시작이다.

그러나 건강에 좋은 스포츠라도 부상에 주의해야 한다. 특히 축구는 격렬한 운동이므로 부상을 입기 쉬운 만큼 무리하지 않도록 조심한다. 심각한 부상을 입어 신체의 염증 상태가 심해지면 뇌도 위험 상태로 빠질 수 있으니 격렬한 스포츠일수록 아마추어답게 경기 자체를 즐기는 자세가 필요하다.

뇌를 깨우는 댄스와 소리 내어 책 읽기

수년 전 한 방송국의 프로그램을 통해 당시 진료를 다니던 환자들과 함께 볼룸댄스를 2개월 동안 배운 적이 있다. 룸바와 자이브를 배웠는데, 댄스 동작을 외워야 하고 몸도 움직여야 해서 결코 쉽지 않은 과정이었다. 환자들의 나이가 70세가 넘어 이런저런 어려움이 따랐지만 모두 으쌰으쌰해서 어려운 라틴 댄스를 배워 발표회까지 열었다.

당시 파트너였던 72세 J씨는 3년 전 낙상으로 인한 뇌출혈이 있었음에도 잘 회복해 현재까지 건강하게 외래도 다니고 있다. 이런 댄스 활동은 기억력과 시공간 능력, 전두엽 기능에 전반적으로 긍정적 효과를 가져다주었다. 심지어 우울감과 기억력 저하에 따른 심리적 불편감에서도 호전을 보였다.

또한 소리 내어 책을 읽으면 청각을 느끼는 헤셸 이랑(청각 영역, 측두엽의 내측에 위치해 청각 정보가 모아지는 부분)을 자극하게 되는데, 이 측두엽이 바로 기억을 담당하는 곳이다. 헤셸 이랑의 안쪽 부분이 기억을 담당하는 곳, 바깥 부분이 소리를 듣는 곳이다. 대뇌피질은 시냅스라는 연결 다리를 통해 이어지기 때

문에 청각을 자극시키는 것은 인지기능을 강화시키는 또 다른
방법이다.

고강도 운동 시
주의사항

지금까지 쉽고 간단하지만 효과적인 운동 몇 가지를 소개했다.
그리고 뇌에 다양한 자극을 주기 위해 휴일에 할 수 있는 유효한
고강도 운동을 제시했는데, 여기서 유의해야 할 점이 있다. 건강
을 위해 하는 고강도 유산소 운동을 잠자기 직전에 하면 오히려
뇌에 피로를 가중시킨다는 사실이다.

캐나다 콘코디아대학교 SCNLab[Sleep, Cognition and Neuroimaging Lab]
의 이매뉴얼 프림퐁[Emmanuel Frimpong] 교수는 고강도 운동이 이후
수면에 영향을 미치는지 여부를 관찰하고, 어떤 요인이 수면에
영향을 미치는지 알아보았다. 연구진은 운동 시간대(초저녁이나 늦
은 저녁)와 운동한 뒤 잠자리에 드는 시간(2시간 미만, 2시간, 2~4시
간), 참가자의 체력 수준, 운동의 역치 강도[threshold intensity], 운동 시
간에 대한 평가를 실시하고 특정 유형의 운동이 수면에 어떤 영
향을 미치는지 분석했다.

[그림18] 인지기능 향상 프로그램을 통한 변화

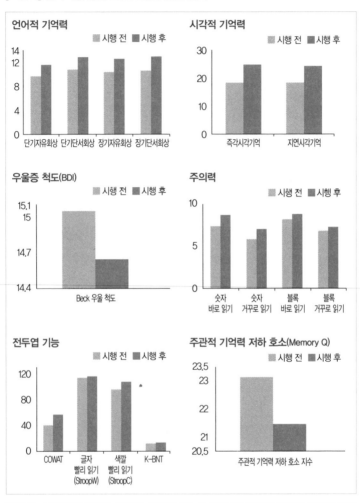

인지기능 검사에서 기억력, 주의력, 전두엽 기능이 모두 향상되었고 우울증 척도와 기억력 저하 호소가 유의미하게 줄어든 것을 알 수 있음

그 결과 전반적으로 잠자리에 들기 2시간 전 운동을 마쳤을 때 잠들기까지 시간이 짧아지고 수면 시간도 길어지는 등 수면에 도움이 되는 것으로 나타났다(이는 주로 앉아서 생활하는 사람에게 특히 더 효과적이었다).

한편 운동이 끝난 뒤 2시간 이내에 잠자리에 들었을 때는 수면에 부정적 영향을 미쳤는데, 잠드는 데 더 오랜 시간이 걸렸고 수면 시간도 짧아졌다. 운동 시간으로 보면 30~60분의 고강도 운동, 운동 유형으로는 사이클링이 입면sleep onset과 수면 지속 시간 측면에서 도움이 되는 것으로 밝혀졌다.

결론적으로 저녁 운동은 가능한 한 이른 시간에 하는 것이 좋다. 그리고 힝싱 같은 시간대에 일정하게 운동을 해야 수면에 도움이 되는 것으로 조사됐다.

건강한 수면에 대해서는 다른 장에서 더 구체적으로 알아보도록 하겠다.

뇌를 쓰게 하는 운동의 효과

마지막으로 아무 생각 없이 하는 운동보다 뇌를 쓰며 하는 운동이 뇌 건강에 훨씬 효과적이라는 사실을 기억하길 바란다. 인류는 대략 200만 년 전 호모에렉투스가 등장한 이래로 오랫동안 수렵 채집 생활을 유지해 왔다. 따라서 몇몇 과학자는 수렵 채집 활동과 비슷한 운동을 꾸준히 하면 몸과 뇌가 건강한 상태를 유지할 수 있다고 설명한다. 사냥이나 채집 활동은 단순히 몸만 움직이는 게 아니라 끊임없이 머리를 써야 한다. 때로는 재빨리, 때로는 조심스레 이동해야 하고 지형지물을 익혀야 하고 과거의 기억을 되살릴 필요도 있다. 한마디로 머리를 쓰지 않으면 큰 소득을 얻을 수 없다.

운동이 인지 능력 향상에 효과가 있다는 연구 결과가 있는 반면 효과가 없다는 연구 결과도 존재한다. 이는 실험에 적용한 운동이 머리를 쓰게 하는지 살펴보면 어느 정도 설명이 된다.

예를 들어 3개월 동안 고정된 자전거를 타는 운동을 했을 때 인지 능력에 미치는 영향을 살펴보면, 그냥 자전거를 탄 그룹보다 가상 투어를 체험한 그룹이 훨씬 큰 효과를 보여준다. 최근에는 자전거를 타며 비디오게임을 할 경우 가상 투어를 할 때보다 운동 효과가 더 크다는 연구 결과도 나왔다. 러닝머신이나 고정된 자전거를 타는 지루한(인지 능력을 요구하지 않는) 운동은 뇌 기능 향상에 큰 도움이 되지 않는다. 하지만 흥미롭게도 운동을 하고 난 직후 머리 쓰는 활동을 하면 인지력 향상에 시너지 효과를 내는 것으로 나타났다.

이처럼 운동은 신체적 건강뿐 아니라 인지 능력을 높이는 데도 중요한 역할을 한다. 나이 들수록 규칙적인 신체 활동이 필요한 이유다.

아이큐를 높이려면 허벅지와 엉덩이 근육을 키워라!

우리는 잠잘 때를 제외하고 대부분의 시간을 앉아서 생활한다. 보건복지부 국민건강통계(2018년)에 따르면 국민 절반 이상이 하루 평균 8.3시간 이상 앉아 있는 것으로 조사됐다. 12시간 앉아 있는 사람도 20%가 넘는다고 한다. 오랜 시간 의자에 앉아 있으면 엉덩이와 허벅지 뒤쪽 근육이 계속 이완되면서 근육이 빠지고 힘이 약해진다.

근감소증은 너무 많은 질환을 불러오는데, 2017년 WHO는 '근감소증'을 정식 질병 코드로 등재했다. 근감소증은 근육섬유의 수와 단면적의 감소에 따른 골격근의 근육량 감소를 뜻하며, '근육량, 근력과 신체 활동 수행 능력의 감소'로 정의된다.

근감소증 치료를 통해 인지기능의 저하와 치매의 진행을 억제할 수 있는 가장 좋은 방법으로 엉덩이 근육과 하지 근력 운동을 추천하고 있다.

엉덩이 근육은 상체와 하체를 연결해 주고 다리를 들어 올리거나 상체를 뒤로 젖힐 때 가장 많이 사용되며, 허리와 연결되어 척추를 단단하게 지지해 주는 역할도 한다. 엉덩이 근육이 약해지면 허리를 받치는 힘이 떨어지고, 척추기립근(허리 뒷근육)을 과도하게 사용하면서 척추에 전달되는 부담이 커진다.

그러나 문제는 이것만이 아니다. 엉덩이와 하체 근육이 감소하면 뇌에도 영향을 줄 수 있다. 하지 근력의 저하는 해마 부피의 위축과 관련이 높은 것으로 보고되는데, 이는 보행과 뇌 구조를 평가한 연구에서도 일관되게 나타나는 결과다.

치매의 초기 단계에서는 하지 근력과 보행이 인지기능과 연관되어 지속적으로 감소되는 경향을 보이며, 중등도 이상 진행된 치매에서는 본격적으로 근력 저하가 나타난다는 연구 결과가 있다. 따라서 치매 예방, 치매 진단 후 진행 속도를 늦추기 위해서는 근력 증가와 보행을 이용한 운동이 효과적이다.

WHO의
연령별 운동 원칙

다음은 WHO에서 추천하는 연령대별 맞춤형 운동 요법의 원칙이다. WHO에 따르면 운동 부족은 사망을 부르는 4대 위험 요인으로 손꼽힌다. 여기서는 모든 연령대의 사람이 건강을 유지하고 질병을 예방하기 위해 주당 최소 150분 중등 강도의 신체 활동을 하거나 75분 고강도의 신체 활동을 수행할 것을 권장한다. 또한 근력 운동을 주 2회 이상 수행하는 것이 좋다. 각자 자신의 운동량이나 종류, 강도를 정할 때 대략적 기준으로 참고하길 바란다.

5~17세, 성장기 청소년 그룹

이 연령대는 학교, 기타 공동체에서 놀이, 게임, 운동 경기, 체육 수업 등을 통해 신체 활동을 한다. 적절한 운동은 심폐기능, 뼈와 근력, 신진대사를 향상시키는 효과가 있으며 걱정과 우울한 감정을 감소시킨다고 알려져 있다.

① 매일 60분 이상 중등에서 고강도 수준의 달리기나 축구 같은 운동을 한다.

② 60분 이상의 운동은 몸에 추가적으로 이로움을 준다.

③ 유산소 운동이 권장된다. 뼈와 근육 강화를 위해 주 3회 이상 고강도 운동을 포함시키는 것이 좋다. 도움이 되는 운동으로 체조나 등산, 푸시업 등이 있다.

18~64세, 운동이 부족한 성인 그룹

이 연령대는 여가시간을 이용해 운동하거나 이동 수단으로 걷거나 자전거를 이용하는 등 어떤 형태로든 매일 운동을 하는 것이 좋다. 적절한 운동은 5~17세 그룹과 마찬가지로 심폐기능, 뼈와 근력을 향상시키는 효과가 있다. 또한 심장병과 뇌졸중 등 비전염성 질병과 우울증을 줄일 수 있다.

① 일주일에 150분 이상 중등 강도의 유산소 운동을 하거나, 75분 이상 고강도의 유산소 운동을 한다. 빠른 걸음으로 걷기 등 두 가지 강도의 운동을 섞어서 할 수도 있다.

② 유산소 운동은 시작하면 최소 10분 이상 쉬지 않고 하는 것이 효과적이다.

③ 추가 운동이 필요하면 중등 강도의 유산소 운동을 일주일에 300분까지 늘리거나 고강도의 유산소 운동을 일주일에 150분까지 늘릴 수 있다. 또는 두 가지 강도의 운동을 섞어서 할 수도 있다.

④ 일주일에 2일 이상 주요 근육 강화 운동을 권장한다.

65세 이상, 퇴행기 노인 그룹

18~64세 그룹처럼 여가시간을 이용해 운동하거나 이동 수단으로 걷거나 자전거를 이용하는 등 어떤 형태로든 매일 운동을 해야 한다. 이 연령대에 속한 사람은 균형 감각을 강화하고 낙상을 방지하기 위한 운동이 별도로 권장된다.

①~④ 18~64세 성인 그룹과 동일

⑤ 한 발로 서기 운동 등 균형 감각을 높이고 낙상을 방지하기 위한 유산소 운동을 일주일에 3일 이상 한다.

⑥ 근육 강화를 위해서 일주일에 2일 이상 운동한다.

⑦ 건강상 문제가 있다면 자기 컨디션에 맞게 운동한다.

근력 운동은 '강도'가 아닌 '빈도'에 중점을 두라!

중년기에는 근력 운동이 기본이 되어야 하는데, 근육이 없는 상태에서 유산소 운동을 하는 것은 위험하다. 근육량이 많아도 평소 쓰지 않아 짧아진 근육을 무리하게 사용하면 문제가 생길 수 있으므로 본격 운동에 들어가기 전 10~15분 스트레칭 등 준비 운동을 한다. 또한 시니어의 경우 30분에서 1시간 이내로 근력 운동을 끝내야 한다. 2시간 이상 넘어가면 오버트레이닝으로 몸이 지쳐 도리어 해로울 수 있다. 또한 다음 날 활동에 지장을 초래한다.

운동하고 난 뒤 휴식은 필수다. 하루 근력 운동을 했다면 이후 48시간은 가벼운 유산소 운동으로 대체한다. 근육은 휴식을 취하고 회복되는 과정에서 생성되므로 무리하지 않는 자신만의 운동 패턴을 만들어가는 것이 좋다. 관절염이나 디스크, 오십견 등 특정 질환이 있으면 체형과 체력 분석을 통해 상태를 살핀 뒤 전문가와 함께하는 맞춤 운동을 권장한다.

10

넷, 감정 습관:
스트레스에 찌든 멘탈 다루기

최근 발표된 미국스트레스연구소American Institute of Stress의 자료에 따르면 성인의 43%가 스트레스로 건강이 나빠지고, 병원을 찾는 사람 가운데 75~90%가 스트레스와 관련된 병으로 내원하는 것으로 조사됐다.

우리나라도 예외가 아니다. 최근 한 취업 포털사이트에서 직장인 2,381명을 대상으로 '직장 스트레스'에 대한 설문 조사를 벌인 적이 있다. 그 조사 결과에 따르면 응답자의 70.3%가 "직장에서 받는 스트레스로 질병을 앓은 경험이 있다"고 답했다. 이 조사에서 밝혀진 더 중요한 사실은 스트레스를 해소할 적당한 방법이 없어서 '폭음과 폭식'으로 푼다는 직장인이 25.4%로 가장 많았다는 것이다.

스트레스는 만병의 근원!

스트레스의 어원은 '팽팽하게 죄다'라는 뜻을 가진 라틴어 stringer(긴장)다. 스트레스는 긍정과 부정이라는 두 가지 얼굴을 가지고 있다. 스트레스는 내·외부의 변화나 심리적 부담에서 비롯되는데, 이에 적절히 대응해 향후 삶이 더 나아질 수 있다면 '긍정적' 스트레스가 된다. 반면 스트레스에 적절히 대처하고 적응하지 못해 지속적으로 불안하거나 우울하다면 이는 '부정적' 스트레스가 되어 만병의 근원이 될 수 있다.

2013년 처음 진료를 보러 온 55세의 대학교수 K씨는 전공 과목에서는 타의 추종을 불허할 정도로 유능한 사람이었다. 그런데 어느 날부터인가 언제 머리를 감았는지 기억이 안 나고, 전화를 받은 것 같은데 확실히 받았는지 기억하지 못했다고 한다. 그렇게 한참을 고민하다가 클리닉에 내원했는데, 당시 머리가 멍하고 집중력이 너무 떨어져 수업 진행이 어렵다고도 했다.

K씨는 10년 전 귀국한 뒤 업적을 쌓아야 한다는 강박에 과도하게 업무를 맡아 정신없이 바쁜 상태였고, 상당히 스트레스를 받고 있었다. 최첨단 분야에서 연구를 수행하는 교수가 인지기능 검사에서 언어적 기억력에 있어 초기 학습 능력이 유의하게 저하되어 있었다. 특히 언어기능이 하위 1% 이하로 떨어진 상태였다 (이 상태라면 당연히 강의도 힘들었을 것이다). 발에 혈액순환이 제대로 안 된다는 느낌이 있었지만 혈압과 당뇨는 없다고 했다. 그런데 초기 검사에서 혈압이 142/89mmHg였고, 스트레스 지수가 만점에 가까웠다.

검사 이후 진료의로서 혈압과 건강 상태(주로 건강검진 항목)를 꼼꼼히 챙기면서 운동을 통해 혈액 검사 이상 수치부터 개선해 나갔다. 그렇다면 10년이 흐른 현재 K씨는 어떤 상태일까? 치매로 진행되어 다른 사람의 도움이 필요할 정도가 되었을까?

대답은 "노"다. K씨는 작은 목표를 설정하고 건강과 스트레스 관리를 성실히 해나가면서 상태가 호전되었다. 그리고 처음 내원했을 때보다 훨씬 왕성하게 일하고 있다.

이처럼 스트레스를 받으면 초기에는 심리적으로 초조, 걱정, 근심 등 불안 증상이 나타나고 점차 우울 증상을 보인다. 대부분의 불안이나 우울 증상은 스트레스가 지나가면 사라진다. 그러나 스트레스가 오래 지속되거나 그 상황을 이겨낼 에너지가 약하면 정신건강 악화로 이어질 수 있다.

신체적으로는 심장이 두근거리거나 호흡 수가 증가해 심장이나 간, 근육, 혈관에 부담을 주어 두통, 요통, 구토, 속쓰림, 변비, 현기증, 흉통, 피부 발진, 발한, 과호흡, 천식, 만성피로, 체중 증가 또는 감소 등 증상이 나타난다. 스트레스로 안절부절못하거나 과식, 과음, 폭력적 언행, 과잉 행동, 충동적 행동 등 경고 신호가 나타나기도 한다.

살면서 스트레스를 받지 않을 수는 없다. 우리가 겪는 일상의 사건이 모두 스트레스의 요인이 될 수 있기 때문이다. 앞서 말했듯 적당한 스트레스는 활력을 불어넣고, 민첩하게 움직이게 하며, 적당한 긴장감을 유지시켜 신체적으로나 정신적으로 도움이 된다. 문제는 우리 몸과 마음에 부정적 영향을 주는 스트레스다. 물론 이런 스트레스가 따로 있는 것은 아니다. 스트레스는 지극히 개인적이고, 환경에 따라 달라지며, 그것을 어떻게 극복하느냐에 따라 그 결과도 달라진다.

지금부터는 스트레스 자가진단법과 스트레스에서 벗어나는 방법, 스트레스에서 자신을 지키는 감정 습관에 대해 알아보도록 하겠다.[23]

스트레스 관리를 위한
첫걸음

스트레스는 누구나 경험하는 감정이므로 자신의 스트레스 수준을 파악하고 적절하게 관리하는 것이 중요하다.

다음은 일상생활에서 주관적으로 느끼는 스트레스의 정도를 측정하기 위한 스트레스 인지 척도Perceived Stress Scale, PSS 표다. 최근 한 달 동안 각 문항에 해당하는 내용을 얼마나 자주 느꼈는지 체크해 보자.

문항	전혀 없었다	거의 없었다	가끔 있었다	자주 있었다	매우 자주 있었다
1. 예상치 못한 일이 생겨 당황한 적이 얼마나 있었나요?	0	1	2	3	4
2. 중요한 일을 통제할 수 없다고 느낀 적이 얼마나 있었나요?	0	1	2	3	4
3. 초조하거나 스트레스가 쌓인다고 느낀 적이 얼마나 있었나요?	0	1	2	3	4
4. 짜증 나고 성가신 일을 성공적으로 처리한 적이 얼마나 있었나요?	4	3	2	1	0
5. 생활 속에서 일어난 중요한 변화를 효과적으로 대처한 적이 얼마나 있었나요?	4	3	2	1	0
6. 개인적인 문제를 처리할 수 없다고 느낀 적이 얼마나 있었나요?	0	1	2	3	4
7. 자신의 뜻대로 일이 진행된다고 느낀 적이 얼마나 있었나요?	4	3	2	1	0

느리게 나이 드는 기억력의 비밀

문항	전혀 없었다	거의 없었다	가끔 있었다	자주 있었다	매우 자주 있었다
8. 매사를 잘 통제하고 있다고 느낀 적이 얼마나 있었나요?	4	3	2	1	0
9. 통제할 수 없는 범위에서 발생한 일 때문에 화가 난 적이 얼마나 있었나요?	0	1	2	3	4
10. 어려운 일이 너무 많아서 극복할 수 없다고 느낀 적이 얼마나 있었나요?	0	1	2	3	4

- 0~12점: 정상적인 수준의 스트레스 상태로, 심리적으로 안정되어 있다.
- 13~15점: 약간 스트레스를 받고 있으나 심각한 수준은 아니다. 이런 경우 스트레스를 해소하기 위한 자신만의 방법을 찾아보길 권한다.
- 16~18점: 중간 수준의 스트레스 상태로, 스트레스를 해소하기 위한 적극적인 노력이 필요하다. 필요하다면 전문가에게 도움을 요청하는 것도 좋다.
- 19점 이상: 심각하게 스트레스를 받는 상태로, 일상생활에서 어려움을 겪고 있을 것으로 판단된다. 이런 경우 전문가의 도움을 받아야 한다.

이 외에도 신체적 증상을 관찰하는 방법이 있는데, 이를 통해 스트레스의 정도를 보다 직접적으로 파악할 수 있다. 다음과 같은 증상이 나타나면 스트레스를 의심해 볼 수 있다.

- 두통, 현기증, 메스꺼움, 소화불량

- 불면, 초조, 불안, 우울감

- 피로감, 근육통, 두근거림

- 식욕 변화, 성욕 변화

- 심혈관질환
- 소화기질환
- 피부질환
- 우울증, 불안장애
- 알코올 중독, 약물 중독

10분 '그린테라피'로
스트레스 날리기

스트레스를 받는 근본적 이유는 인간의 원초적 태생과 역사에서 비롯된다. 인류학자와 고생물학자에 따르면 인간은 약 500만 년 전 동아프리카의 사바나 숲에서 탄생해 숲과 더불어 살아왔으며, 인간의 모든 역사는 숲과 함께였다.

이런 인간이 숲에서 나와 사회생활을 한 기간은 겨우 5,000년에 불과하고, 오늘날과 같은 도시생활을 한 것은 전체 인간의 역사로 볼 때 찰나의 시간이다. 따라서 인간의 정신과 육체는 숲과 조화로운 교류를 하던 그때, 그 생활에 맞춰져 있다. 결국 현대인이 겪는 스트레스는 인간의 바이오리듬과 현재 도시생활과의 부적합에서 비롯된 갈등이라고 볼 수 있다.

하버드대학교의 에드워드 윌슨Edward O. Wilson 교수는 이런 현상을 '바이오필리아biophilia' 가설로 설명했고, 미국의 임상심리학자 크레이그 브로드Craig Brod는 '테크노 스트레스'라는 단어로 표현했다. 이 가설에 따르면 인간은 오랜 기간 숲에서 생활해 왔고 숲 생활에 알맞은 생리적·심리적 코드를 지니고 있어 그 반대의 환경이라고 인식되는 도시생활이 육체적·심리적 부담을 준다는 것이다. 숲속에서 사람이 건강해지는 것은 경관과 햇빛, 피톤치드, 음이온, 소리 등 산림이 가진 치유 인자 덕분이다. 이처럼 숲이 인체에 미치는 영향은 오감을 중심으로 연구되고 있다.[24]

녹색은 눈의 피로를 풀어주고 마음의 안정을 가져다주는 컬러 테라피 효과를 가진다. 실세로 산림 경관을 바라보고 있으면 마음이 안정될 때 나타나는 뇌파인 알파α파가 증가하고, 지친 마음을 회복시키는 환경으로 인지하는 현상이 나타난다.

상쾌한 숲이 내뿜는 피톤치드는 나무가 해충과 상처로부터 스스로를 보호하기 위해 방출하는 휘발성 유기화합물질로, 사람의 후각을 자극해 심신에 안정감과 쾌적함을 가져다준다. 피톤치드의 농도가 인체에 미치는 효과를 조사한 결과, 그 농도가 증가하면 알파파의 활성화가 증가하고 스트레스는 감소했다. 또한 기관지 천식과 심장, 폐기능 강화에 도움을 주고 혈압 조절, 콜레스테롤 개선 등의 효과가 있다.

또한 햇빛은 행복 호르몬인 세로토닌을 촉진시키고 면역력을 강화시킬 뿐 아니라 비타민D를 형성하는 등 건강에 도움을 주는데, 산림에서는 강한 햇빛으로 인한 피부 온도를 낮춰주고 상쾌함을 유지시켜 준다.

이 외에도 자연의 소리는 인간에게 편안함을 선사한다. 숲의 소리는 도심보다 주파수가 고르게 분포되어 심적 편안함을 준다. 숲이 주는 긍정적 자극과 관련해 미국의 환경심리학자 스티븐 캐플런Stephen Kaplan은 '집중-회복 이론'을 주장했다. 즉 의식을 가지고 행하는 활동은 대부분 고도의 집중력이 요구되며, 공적 요구를 받는 곳(직장 등)에서 우리는 늘 갑옷을 입은 것처럼 긴장 상태를 유지하게 된다. 이때 알게 모르게 스트레스를 받는 것이다.

이런 스트레스는 즉시 해소해 주는 것이 좋은데, 숲의 소리는 몸과 마음을 이완시켜 긴장감을 풀어주고 심신을 회복시켜 준다. 숲을 이루는 자연색, 우리의 마음을 안정시켜 주는 새소리와 물소리, 바람이 스치는 소리, 향긋하면서 달콤하고 상쾌한 숲의 향기 등 숲이 가진 모든 요소가 현대인의 지친 몸과 마음을 치유하고 회복시키는 원천이 되어 준다.

가까운 곳에 공원이나 산이 있다면 천천히 산책하면서 오감을 열어 보자. 몸과 마음에 켜켜이 쌓인 스트레스가 몸에서 빠져나가는 홀가분한 기분을 느낄 수 있을 것이다.

행복을 느끼는
8가지 법칙

57세 S씨는 정신이 맑지 않고 목 뒤쪽이 불편해 내원했다. 그는 최근 들어 어떤 일에도 흥미를 느끼지 못하고 기분도 우울하다고 했다. 또한 활동량이 예전과 비교해 눈에 띄게 줄고 길을 잃어버리거나 물건을 어디에 두었는지 모를 정도로 기억력이 떨어져 병원을 찾게 되었다고 말했다. S씨의 병력을 들어 보니 초기 알츠하이머 치매가 의심되었지만 뇌 MRI나 병리적 검사에서 초로기 치매를 의심할 만한 증거를 찾을 수 없었다. 검사 결과를 확인하고 환자의 현재 상황을 물어봤더니 치매인 친정어머니를 모시고 있었다. 또한 당시 큰오빠가 암 진단을 받은 상태였다.

S씨의 이야기를 듣고 나서 어머니를 데이케어센터에 보내 하루 8시간 정도 개인 시간을 갖고, 그 시간에 걷기 운동을 하고 취미 활동을 하도록 권했다. 그랬더니 반년이 지난 뒤 S씨는 인지기능을 완전히 회복했고, 현재까지 인지기능과 관련된 어떤 문제도 없이 생활하고 있다.

우리에게 다소 생소한 개념일 수도 있는데, 치매 가운데 '가성 치매pseudodementia'가 있다. 가성 치매는 뇌의 구조적·기능적 손상이 아니라 정신의학적 원인으로 치매와 비슷한 인지기능 저하나 일상생활 기능 저하를 보이는 경우를 말한다. 가성 치매의 대표적 원인은 우울증으로, 이로 말미암아 의욕 저하나 식욕 저하, 기억력 저하, 불면, 초조감 등 증상이 나타난다. 그런데 이런 증상이 심해지면 기억력과 인지 능력이 떨어지고 치매 증상으로 이어질 수도 있다.

정보의 홍수에 파묻혀 지내는 현대인 가운데 대다수는 자신이 불행하다고 느낀다. 지구 반대편에 사는 사람의 과다한 행복이나 화려한 생활에 대한 정보가 넘쳐나면서 우리는 자신의 행복을 절대적으로 느끼는 것이 아니라 상대적으로 느끼며 순위를 정하는 삶을 살고 있다. 하지만 부족함을 느끼도록 짜여진 현실에서도 우리는 그런대로 적응하면서 살아가고 있다.

여러 문헌과 환자들을 접하면서 개인적으로 어떻게 마음을 다스리고 있는지 궁금증을 갖게 되었다. 여기서 실제 환자들을 상담하고 여러 문헌을 접하면서 얻은 '오늘의 행복을 지켜내는 8가지' 방법을 소개하고자 한다.[25]

법칙 1, 현재에 집중하라

행복 과학의 제1 원칙은 행복은 미래형이 아니라 '현재형'이라는 것이다. 행복은 미래에 경험할 것이 아니라 오직 현재에 경험할 수 있는 것이다. 오늘 불행한데 3일 뒤에 행복해질 거라는 생각은 불확실성이 높다. 행복은 많은 돈과 물질 등을 가질 때 느끼는 것이 아니라 현재 가진 것을 인정하고 오늘 일어난 작은 일에 감사할 때 느낄 수 있다.

《긍정심리학회보Journal of Positive Psychology》에 발표된 연구를 보면, 두 그룹의 실험 대상에게 각각 '행복한' 음악을 들려줬을 때 더 적극적으로 행복을 느끼려고 노력한 그룹이 나중에 더 좋은 감정 상태를 보이는 것으로 나타났다.

법칙 2, 매일 자신을 인정하고 감사하라

행복 과학의 제2 원칙은 현재의 자신을 인정하고 감사하는 것이다. 현재의 자신과 자기 상황에 대해 자긍심을 가지면서 긍정적이고 자신감 넘치는 태도와 감정을 갖는 것이 미래를 개척해나가는 데도 도움이 된다. 행복에 특별한 비밀이나 비법은 없다. 행복 과학의 기본은 우리 모두가 알고 있는 올바른 생활 태도와 마음가짐을 일상에서 꾸준히 실천하면 그게 바로 행복을 만드는 비결이라고 말한다.

또한 행복감을 가져다주는 사회봉사 활동을 권하고 싶은데, 특히 기부나 봉사에 있어 대상을 특정해서 하면 만족감과 행복감이 더 커진다는 연구 결과가 있다. 개인적으로 해마다 해외 의료

봉사에 참여하는데, 봉사를 다녀오고 나면 내가 가진 의술에 감사한 마음을 갖게 되고 현재 삶에 감사하면서 진한 행복감을 느끼곤 한다.

법칙 3, 'ABC 원칙'을 지켜라

A 원칙은 '활동하라 Keep Active'이다. 노동이나 운동 등 신체적 활동은 감정 상태를 개선하는 데 효과가 있다. 그러므로 숨을 쉬듯 활동해야 한다. 몸을 움직이는 놀이와 운동은 건강뿐 아니라 감정을 고조시키는 데도 필수 조건이다. 자예드대학교의 파트메 알-아누티 Fatme Al-Anouti 박사는 외부 활동과 감정 개선에 대한 연관성을 확인했는데, 이는 인체가 햇빛에 노출되면 인지기능에 도움을 주는 비타민D 생성을 늘리기 때문이라고 설명했다.

B 원칙은 '긍정적이어라 Be Optimistic'이다. 어떤 상황에서도 일상을 긍정적이고 낙관적 태도로 대하는 것은 우울감을 극복하고 행복한 삶을 사는 최선의 방법이다. 매사에 긍정적인 마음을 갖는 것도 습관인데, 긍정 리셋에 대한 과학적 근거는 이후에 자세히 설명하겠다.

C 원칙은 '자신의 삶을 통제하는 결정권을 가져라 Decide to Take Control of your life'이다. 자신의 삶을 적극적으로 통제하고, 통제하고자 하는 사람이 더 큰 행복감을 느낀다고 한다.

194

법칙 4, SNS를 끊고 친구에게 전화하라

3년간의 코로나 격리를 지나오면서 우리는 대면의 만남보다 스마트폰을 이용한 온라인 활동에 익숙해졌다. 이 순간에도 직접 만남보다는 SNS나 메시지로 소통하는 것을 선호하는 자신을 발견하게 될 것이다. 이처럼 범람하는 각종 SNS는 사람을 고립시켜 외롭게 만든다. 그러므로 카카오톡보다는 전화, 전화보다는 만남을 우선순위에 두어야 한다. 전화나 대면 등 직접적인 접촉 시간을 늘리라는 말이다. 직접 만나 얘기를 나누고 몸을 움직이는 것이 행복감을 높여준다.

법칙 5, 냉소적이고 부정적인 시선을 버려라

스트레스와 부정적 생각이 뇌 건강을 망친다는 의학적 연구 결과는 차고 넘친다. '부정적 생각을 많이 하거나 냉소적인 사람은 뇌졸중을 앓을 확률이 높다'는 주제로 한 연구에서 미국 미네소타대학교의 수전 에버슨 로즈Susan A. Everson-Rose는 연구에 참여한 사람들 가운데 200명이 뇌졸중 진단을 받았다고 발표했다. 이 중에서 우울증을 앓던 사람의 뇌졸중 유병률은 86%였고, 극심한 스트레스를 받고 있던 사람의 59%가 뇌졸중 진단을 받았다고 한다. 이는 나이와 인종, 성별, 흡연 여부, 혈압 등 뇌졸중의 위험 요인을 고려한 연구 결과여서 유의미하다. 여기서 우리는 정신

적 문제가 신체적 증상으로 이어질 가능성이 높다는 것을 알 수 있다.[26]

냉소적이고 부정적인 생활 태도는 치매에 걸릴 위험성도 높인 다. 이스턴핀란드대학교[UEF]의 엘리사 누보넨[Elisa Neuvonen] 박사 연 구팀은 65~79세 노인 622명을 대상으로 10년간 추적 조사를 벌 였다. 이 기간에 이들을 대상으로 냉소주의와 관련된 테스트를 여러 차례 실시했는데, 이 테스트에서 높은 점수를 받은 사람은 이후 치매에 걸릴 확률이 높은 것으로 나타났다. 높은 점수를 얻 은 그룹에 속한 164명 가운데 14명은 치매에 걸려 약 8%의 발병 률을 보였다. 반면 낮은 점수를 얻은 그룹에 속한 212명 가운데 치매에 걸린 사람은 9명으로, 약 4%의 발병률을 보였다. 약 두 배 차이가 났다.[27]

이런 결과를 통해 남녀노소 불문하고 스트레스를 낮추고 긍정 적인 생각을 하기 위해 노력해야 한다는 것을 알 수 있다.

법칙 6, 무조건적인 "예스"는 이제 그만하라

다른 사람의 부탁이나 요청을 거절하지 못하는 사람이 의외로 많다. 거절하고 나서도 내내 마음이 불편하거나 잘못한 건 아닐 까 끙끙대는 사람도 적지 않다. 그렇다면 "예스"라고 말했다고 해 서 마음이 편하고 기분이 좋아질까? 아니다. 마지못해 "예스"라

느리게 나이 드는 기억력의 비밀

고 말하고 나서 거절하지 못한 자신을 탓하게 되기 때문이다. 이런 경우 부탁한 상대방도, 이를 거절하지 못한 나 자신도 원망스럽기는 매한가지다.

그럼에도 우리는 왜 "노"라고 말하는 것을 어려워할까? 지금까지 다양한 분야의 과학자들이 "노"라는 한 마디가 왜 이토록 힘든지 연구해 왔다. 저마다 다른 답을 내놓고 있지만, 한 가지 점에서는 의견이 모인다. 바로 "적당히 거리를 둘 수 있어야 삶의 질도 향상된다"는 것이다. 다시 말해 무조건적인 "예스"보다는 현명하게 "노"를 외칠 때 삶의 만족도가 높아진다.

현명한 "노"는 자신의 인생을 스스로 만들어 나가고, 경계를 설정하고, 결정을 내릴 수 있다는 자기만족감을 불러온다. 또한 활력이 솟고 자신감도 높아진다. "예스"와 "노" 사이에서 망설이게 될 때 자신에게 무엇이 중요한지, 무엇을 안 해도 되는지 자문해 보라. 그리고 무엇보다 중요한 것은 자신에게 "예스!"라고 외칠 수 있어야 한다는 것이다.

법칙 7, 물질이 아니라 사람에 집중하라

물질적 풍족함이 사람을 판단하는 근거 기준이 되고 있다. 그렇다면 행복감 측면에서는 어떨까? 바로 사람에 집중할 때 행복감이 고취된다. 2013년 스웨덴의 연구진들은 신문 기사에서 '행복'과 함께 언급되는 단어들을 분석함으로써 행복과 관련된 언어의 특징을 파악하고자 했다. 《사이버사이콜로지Cyberpsychology》에 발표된 이 연구는 친구, 가족, 사랑, 즐거움, 감사 등이 '행복'과 함께 자주 언급된다는 결과를 내놓았다. 반면 아이폰, 구글, 수백만 등은 '행복'과 함께 등장하는 빈도가 낮았다고 한다.[28]

법칙 8, 수면을 더 취하라

잠은 낮 동안 소모되고 지친 신체, 특히 중추신경계를 회복시키고 신경계를 성장·발달시키는 데 꼭 필요한 요소다. 낮 동안 학습된 정보를 재정리해 불필요한 것은 버리고 기억을 강화시키는 역할도 한다. 특히 불쾌하고 불안한 감정을 꿈과 정보 처리를 통해 정화시켜 다음 날 아침 상쾌한 기분을 갖도록 해주는 감정조절 기능도 갖고 있어 수면 자체는 감정 노폐물을 걸러내고 정화시키는 중요한 기능을 한다. 그래서 수면의 질이 좋고 수면 시간이 길수록 행복감이 늘어난다.

미국심리학학회가 수행한 연구에 따르면 많은 사람이 장기간 수면 부족에 시달리고 있으며, 수면 부족은 감정과 인간관계에서 일어나는 문제와 연관이 있다고 한다. 연구의 결론에서는 수면 부족 상태를 개선하려면 현재보다도 60~90분 정도 더 자라고 권고하고 있다. 행복과 수면은 상호 관련이 있으며, 행복감은 질 좋은 밤잠을 자는 데 도움이 된다는 연구 결과도 있다. 이에 대해서는 다음 장에서 좀 더 구체적으로 알아보도록 하겠다.

긍정 리셋의 놀라운 비밀

우리 몸은 스스로 생각하는 방향대로 움직여 건강을 회복한다. 긍정적인 자기확신은 실질적으로 뇌 건강에 도움이 된다. 뇌 피로를 감지하고 이를 처리하는 전두엽 관리도 뇌 건강과 직결된다. 전두엽은 시적 능력과 판난력, 기획력, 추리력, 창의력을 비롯해 인간다운 감정, 명예, 믿음, 사랑, 긍지, 자존심 등을 총괄하는 곳이다. 그러나 제대로 관리하지 못하면 70세 넘어 전두엽 소실률이 29%나 된다는 연구 결과가 있다. 70대에 들어서면 뇌 용량이 6% 줄어드는데, 거기서 전두엽이 30%나 줄어드는 셈이다.

행복을 느끼는 8가지 법칙과 다소 중복되지만, 여기서 '마인드를 긍정적으로 리셋'하는 방법에 집중해 보다 구체적인 방법을 제시하고자 한다.

첫 번째, 긍정적 사고를 유지하라. 긍정 리셋이 되었으면 그것을 유지할 수 있어야 하는데, 이 과정이 가장 중요하고 많은 훈련을 필요로 한다. 선택과 집중이 필요할 때 부정적인 사건이나 실패 대신 긍정적인 면을 찾아내어 문제 상황을 기회로 바라보고 배움의 찬스로 만드는 훈련을 해 보자.

두 번째, 주변 환경을 긍정적 요소로 채워라. 주변의 환경적 요소를 모두 긍정 리셋하는 것은 매우 중요하다. 만약 부정적인 사람을 만나고 부정적인 책이나 영상을 보고 있다면 지금 바로 끊어내고 긍정적 기운과 말을 건네는 사람, 책, 영상 등을 찾아보라. 그다음에는 칭찬과 격려의 말을 주고받는 환경을 만들고, 다른 사람을 지원하고 돕는 일을 시작하라. 가능한 한 자신의 주변 환경을 긍정적 요소로 채우는 노력을 해야 한다.

세 번째, 자기인식과 태도를 개선하라. 자신에 대한 인식을 개선하고 긍정적 태도를 갖는 것은 긍정 리셋의 핵심이다. 자신의 강점과 장점을 깨닫고 긍정적 자아 이미지를 구축하기 위해 자기에게 '긍정적 언어'를 사용하거나 부정적인 자기대화를 조금 비틀어 긍정적 관점으로 바꾸는 것도 좋다.

네 번째, 목표를 설정하고 성취감을 느끼라. 큰 목표가 아닌 작은 목표를 설정한다. 대단한 것보다 작은 목표부터 시작해 성공을 경험하고, 그에 대한 성취감을 느껴 보는 것이 좋다. 목표를 설정하고 그것을 달성해 성취감을 얻으면 긍정적 마인드를 회복

200

하는 데 도움이 된다.

다섯 번째, 감사하는 마음을 가져라. 매일 감사일기를 쓰거나 하루 동안 경험한 좋은 일을 3개 이상 기록한다. 뇌는 심각한 알츠하이머병에 걸렸으나 현재까지 건강하게 사는 C씨의 일기를 보면 매일 쓰는 일기 밑에 친구와 자녀, 어머니에 대한 감사와 축복의 언어가 적혀 있다([그림 12] 참조). C씨에게는 이것이 치매로 진행하는 것을 막아준 가장 강력한 치료제가 되었다고 생각한다.

감정 쓰레기를 비우는 일기 쓰기

다음에 나온 일기는 초기 알츠하이머 치매로 치료받고 있는 83세 E씨가 쓴 것이다. 진료를 올 때마다 그는 두세 달 동안 쓴 일기를 가져온다. 그 일기를 접할 때면 삶에서 느끼는 풍부한 감정은 기억이 사라지는 증상에 큰 영향을 미치지 못한다는 생각이 든다. 치매 고위험 상태부터 계속 훈련시킨다면 이런 섬세한 감정 드러내기는 인지기능 저하를 막는 효과적인 방법이 될 수 있다. 진료받는 환자들 가운데서 이런 실사례가 많다. 일기 쓰기만으로도 뇌 기능을 강화시킬 수 있느냐고 묻는다면 내 대답은 "그렇다"이다.

개인적으로 일기 쓰기 사랑은 초등학교 1학년 때 시작된 것 같다. 2000년부터 일기장을 모으기 시작해 그 분량이 상당하다. 사실 내 일기 내용은 따로 정해진 것이 없다. 아침에 해야 할 일을 적거나 그날 힘들었던 일과 함께 감사한 내용을 한 가지씩 첨부한다. 사실 감정의 크기는 말로 하면 해소되는 것이 아니라 오히

[그림 19] **초기 알츠하이머 치매 환자인 83세 E씨가 쓴 일기**

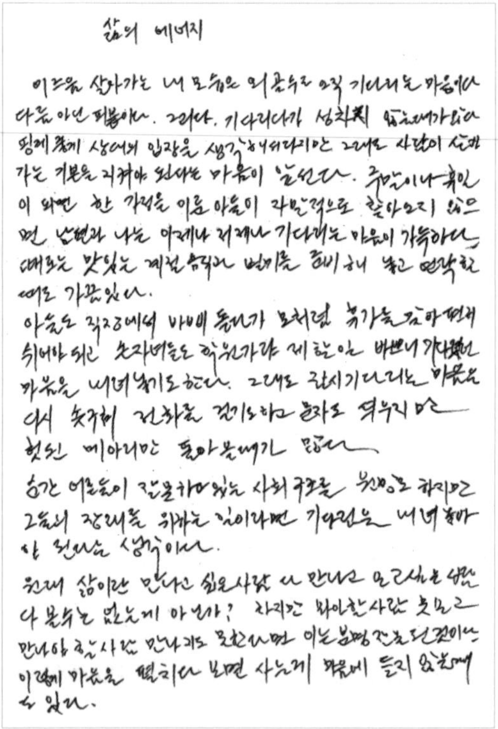
삶의 에너지

요즈음 살아가는 내 모습은 외곬수로 오직 기다리는 마음이다
다름 아닌 피붙이다. 그러나 기다리다가 성취치 않는 때가 있다
핑계 좋게 상대의 입장을 생각해 버리지만 그래도 사람이 살아
가는 기본을 지켜야 된다는 마음이 앞선다. 주말이나 휴일
이 되면 한 가정을 이룬 아들이 자발적으로 찾아오지 않으
면 남편과 나는 이제나 저제나 기다리는 마음이 가득하다.
때로는 맛있는 제철 음식과 반찬을 준비해 놓고 연락할
때도 가끔 있다.
아들도 직장에서 바삐 돌다가 모처럼 휴가를 얻어 편히
쉬어야 되고 손자녀들도 학원가랴 제 할 일 바쁘니 기다리던
마음을 내려놓기도 한다. 그래도 한시 기다리는 마음은
다시 솟구쳐 전화를 걸기도 하고 문자로 되누리지만
헛된 메아리만 돌아올 때가 많다.
요즘 어른들이 잘못하고 있는 사회 구조를 분명히 하지만
그들의 장래를 위하는 일이라면 기다림을 내려놓아
야 된다는 생각이다.
원래 삶이란 만나고 싶은 사람 다 만나고 모든 세상을 다
다 볼 수는 없는게 아닌가? 차라리 싫어한 사람 못 만나고
만나야 할 사람 만나지도 못한다면 이는 분명 잘못된 것이나
이렇게 마음을 펼치다 보면 사는게 마음에 들지 않을 때
도 있다.

려 곤란한 상황에 처하게 될 때가 종종 있다. 그렇다 보니 적극적으로 모든 감정을 일기장에 토해 내게 된다. 누군가 내 일기를 본다면 배꼽 잡고 웃을지도 모르겠다. 하지만 일기 쓰기는 많은 장점을 갖고 있다.

먼저 자신의 감정과 생각을 좀 더 객관적으로 보게 해준다. 자신에게 일어난 일을 다시 한번 살펴보는 과정을 통해 상황을 더 잘 이해하고 현명하게 대처할 수 있다. 또한 자신의 마음을 자유롭게 표현하고, 새로운 생각과 아이디어를 발견하고, 문제해결 능력을 향상시킬 수 있다. 일기 쓰기는 개인의 성장과 발전에도 도움이 되는데, 자신의 성장과 발전을 추적해 자신의 목표와 꿈을 더 명확히 설정할 수 있다.

수십 년간 일기를 써 온 일기왕(?)으로서 다음과 같은 방법으로 일기를 써 보길 권하고 싶다.

첫 번째, 시간을 정하라. 하루 중 자신에게 가장 적절한 시간을 정해 그 시간에 일기를 쓰는 것이 좋다.

두 번째, 자신에게 맞는 방식을 찾아라. 일기 쓰는 방식은 다양하다. 글로 쓰는 것뿐 아니라 그림을 그리거나 사진을 찍어 기록하는 방법도 있다. 개인적으로 특별한 일이 있으면 사진을 이용해 그날을 기억한다. 기록할 당시에는 그날의 의미를 몰랐지만,

시간이 지나 그 사건이 어떤 의미로 남게 되었는지 깨닫게 될 때가 많다.

세 번째, 자유롭게 써라. 일기를 쓸 때는 어떤 것에도 얽매이지 말고 자유롭게 써라. 일기는 다른 사람에게 보여주기 위한 것이 아니므로 자신의 감정과 생각을 솔직하게 표현해도 된다.

네 번째, 일기를 쓰고 나서 다시 읽으며 모든 감정을 떠올려 보라. 일기를 다시 읽으면서 자신에게 일어난 일을 돌아보고, 그때의 감정과 생각을 떠올려 보면 이해의 폭이 넓어진다.

다섯 번째, 꾸준히 써라. 일기는 꾸준히 쓰는 것이 중요하다. 개인적으로는 시간적 여유가 있으면 아침 업무를 시작하기 전에 쓰고, 바쁜 일이 있으면 저녁 자기 전 일과를 정리한다. 사진과 그림을 곁들여 좋은 일은 꼼꼼히 기록하고, 특별한 일이 있으면 반드시 태그를 붙여 두었다가 한 해를 마칠 때 정리하는 시간을 갖는다.

11

다섯, 뇌를 청소하는 수면 습관: '꿀잠' 좀 자 볼까

환자들 가운데 절반 이상이 "잠을 제대로 못 자요" "수면제를 복용하고 있는데, 혹시 치매에 걸리는 건 아닐까요?"라고 고민을 토로한다.

가정주부인 53세 J씨는 2011년 담석 수술을 한 뒤 식사할 때마다 위산이 역류하는 증상이 생겨 역류성식도염 진단을 받고 3년 전부터 약을 먹기 시작했다. 또한 불면증으로 수면제를 상시 복용하는 중이었고, 부수적 증상으로는 경추통과 요통을 가지고 있었다. 불면증의 경우 12시쯤 잠자리에 들어 9시에 기상하는

데, 잠에 빠져들기까지 1시간 이상 걸리고 자는 동안 3번 정도 깨는 등 수면 유도와 유지에 문제가 있었다. 잠을 자고 일어났어도 온종일 정신이 몽롱하고 피곤해 신경과에 다니는 중이었다. 결론적으로 J씨의 역류성식도염은 꾸준한 치료로 호전되었고, 불면증은 오후 7시에 시작하는 간단한 스트레칭 운동으로 해결되었다.

42세 B씨는 2개월 전부터 온종일 잠만 잔다고 하면서 몸에 무슨 문제가 있는 건 아닌지 걱정스러워 병원을 찾았다. 특별한 과거 병력이나 약물 복용력, 외상 등은 없었다. 신장 161㎝, 체중 65㎏, 체질량지수는 25.08이었다. 평소 하루 7시간 정도 잠을 잤다는 B씨는 2개월 전부터 극심한 피로감과 전신위약감, 심한 졸음으로 잠이 늘었고 증상이 점차 심해지더니 한 달 전부터는 주위가 소란스러울 때 잠깐 일어나거나 화장실에 갈 때만 깨어날 정도라고 했다. 3일 동안 잠만 잔 적도 있는데, 과도한 졸음 증상으로 다니던 직장까지 그만둔 상태였다. 여동생의 말에 따르면 최근 하루 20시간 이상 잠을 자는데, 깨우지 않으면 계속 잔다고 했다. 남들 보기에 무기력해 보이고 잠을 많이 자면서 체중이 10㎏ 정도 늘었다고 했다. 결과부터 말하면 B씨는 우울증 진단을 받고 항우울증약을 소량 복용하면서 증상이 호전되었다.

나도 혹시
수면장애?

수면장애는 잘 수 있는 적절한 시간과 기회가 주어졌음에도 수면의 시작과 지속, 공고화, 질에 반복적으로 문제가 발생해 그 결과 주간 기능의 장애를 유발하는 상태를 일컫는다.

수면장애는 여러 요인으로 발생하기 때문에 원인을 찾기가 쉽지 않다. 일시적으로 겪는 수면장애의 흔한 원인은 이직이나 이사로 생활 리듬이 바뀌거나 여행으로 인한 시차, 소음 등 환경적 요인이다. 이런 경우 불면을 유발한 요인이 사라지면 대부분 며칠 내로 증상이 호전된다.

또한 만성적 신체 질환, 즉 통증이나 관절염, 두통, 호흡 곤란 등의 증상이 있으면 불면증이 동반된다. 우울이나 불안도 수면장애에 영향을 미친다. 장기간 수면제를 복용한 경우 수면 단계의 변화로 수면장애가 심해질 수 있다. 각성제, 스테로이드제, 항우울제 등 약물이나 카페인이 많이 함유된 커피나 지나친 음주도 수면장애의 원인이다. 그 밖에도 코골이(수면무호흡증), 하지불안 증후군, 주기적 사지운동증에도 불면증이 동반될 수 있다.

과학문명의 발달로 현대인에게 수면장애가 생겼다고 생각하지만 사실 산업혁명 이전에도 인간은 다양한 만성 수면 부족에 시달렸다. 먼저 '불면 유발 동물'의 문제가 있었다. 당시 방역이 어렵다 보니 이, 벼룩, 빈대, 모기 등 벌레가 밤이 되면 기승을 부렸고 집에 쥐가 득실거렸다. 또한 거주지의 방음 상태도 형편없어 도시에서는 밤새 소음이 끊이지 않았고, 시골에서는 가축들의 울음소리나 짖음이 정적을 깨웠다. 날씨도 문제 요인이었는데, 여름의 무더위와 겨울의 강추위도 인간의 잠을 방해했다.

과거에 비해 오늘날 우리나라의 수면 환경은 상당히 쾌적하다. 물론 한여름 무더위로 열대야에 시달리기는 하지만 AI 에어컨이 쾌적한 환경을 제공해 준다. 또한 한겨울 추위에 발이 시려 잠들지 못하는 경우도 흔치 않은 일이 되었다.

이처럼 수면을 방해하는 외적 요인이 해결되었음에도 왜 많은 사람이 수면장애에 시달리는 걸까? 몸이 피곤한데도 왜 숙면을 취하지 못하는 걸까? 그리고 과도하게 잠을 자는데도 왜 쉽사리 잠자리를 털고 일어나지 못하는 걸까?

잠의 질을 결정하는 '수면 회로'

수면은 안구의 움직임 여부에 따라 렘REM수면과 비렘NREM수면

느리게 나이 드는 기억력의 비밀

으로 나뉜다. 비렘수면은 잠의 깊이에 따라 4단계로 나뉘는데 뇌파를 측정해 분류한다. 일단 잠이 들면 비렘수면 1단계로 들어가 잠이 깊어지면서 깨워도 잘 일어나지 않는 3단계와 4단계에 이르고, 다시 잠이 얕아지다가 주로 꿈을 꾸는 렘수면에 돌입한다. 사람은 비렘수면의 3, 4단계가 많을수록 잠을 잘 잤다고 느낀다.

식욕이나 성욕 등 원초적 욕구가 그렇듯 수면욕도 뇌에서 원시적(진화 측면에서 오래된) 영역인 뇌간과 시상하부에서 조절된다. 즉 자려는 의지가 강해도 이들 영역에서 도와주지 않으면 잠들지 못한다. 따라서 나이 들수록 수면의 질이 떨어지는 건 뇌 속 수면 회로의 문제나 노화일 가능성이 높다. 최근 연구 결과도 이런 사실을 뒷받침해 준다.

나이 들면서 수면의 질이 떨어지는 현상은 남녀 차이가 큰 것으로 나타났다. 남성의 경우 수면장애가 노화와 더불어 가파르게 진행되는 반면 여성은 완만하게 진행된다. 또한 젊었을 때는 남성이 여성보다 수면 압력이 크고 '깨라'는 신호도 더 강한데, 나이 들면 이런 수면 회로가 역전된다. 수면의 질 변화가 성별에 따라 차이가 난다는 것은 성호르몬과 관련이 있음을 말해준다. 실제 연구 결과에 따르면 남성의 경우 남성 호르몬인 테스토스테론testosterone의 저하가 잠의 질 저하와 밀접하게 관련된 것으로 나타났다. 테스토스테론 수치는 40대 들어 본격적으로 떨어지기 시작하는데, 수면의 질 저하가 시작되는 시점과 일치한다. 어쩌면 남성의 평균 수명이 여성보다 짧은 것도 중년 이후 수면의 질 차이에서 비롯되었을 수 있다.

뇌는 아침이 되면 외측시상하부영역LHA이 활성화되어 신경전달물질인 오렉신orexin(하이포크레틴으로도 알려져 있으며 각성, 깨어남, 식욕 등의 조절에 중요한 역할을 한다고 알려진 신경펩티드임)을 분비해 식욕을 불러일으키고 정신을 깨어나게 한다. 뇌간에 있는 조직인 청반LC에서도 뇌를 깨어나게 하는 신호를 보낸다. 반면 시상하부에 있는 시각교차앞 영역에서는 신경전달물질인 갈라닌galanin을 분비해 수면의 시작과 유지를 담당한다. 역시 시상하부에 있는 시교차상핵SCN은 24시간 주기의 생체시계를 관장하며 외측시상하부 영역을 자극해 수면 시간을 조율하는 역할을 한다. 그런데 나이 들면서 이런 조직에 있는 신경세포(뉴런)의 숫자가 줄어들어 수면의 질이 낮아지는 것이다.

나이 들수록
잠들기 어려운 '진짜' 이유

최근의 연구 결과는 나이 들수록 수면의 질이 떨어지는 것은

느리게 나이 드는 기억력의 비밀

뇌 속 수면 회로의 문제일 가능성이 크다는 사실을 보여준다. 즉 수면 관련 신경세포의 숫자가 줄어들면서 수면에 대한 압력(수면욕)이 줄어들고 잠에 대한 신호도 약해진다. 그래서 잠에 빠지기도 어렵고 깨어난 뒤에도 정신이 맑지 못하고 계속 멍한 상태로 있는 것이다.

나이 들면 뇌의 여러 곳에 분포해 있는 아데노신 A1 수용체의 밀도가 낮아지게 된다. 각종 생화학 반응의 대사산물인 아데노신adenosine은 뇌에서 신경조절물질로 작용해 농도가 올라가면 뉴런을 둔하게 만들어 잠을 유도한다. 그런데 뉴런 표면의 수용체 밀도가 낮아지면 아데노신의 신호를 제대로 감지하지 못하게 되고, 피곤해도 잠이 잘 오지 않게 된다. 이런 이유로 나이가 들수록 밤잠은 줄어들고 낮잠을 더 많이 자게 된다.

식습관도 영향을 주는데, 중요한 원인 가운데 하나가 커피다. 우리나라의 커피 소비량은 세계 2위인데, 연간 커피 소비량이 세계 평균의 두 배가 넘는다. 커피에 들어 있는 카페인은 아데노신 A1 수용체에 달라붙어 아데노신의 작용을 방해하기 때문에 수용체가 부족한 노인은 카페인 음료를 자제하는 게 좋다.

최근 지속적인 연구를 통해 수면이 건강 전반에 큰 영향을 미친다는 사실이 속속 밝혀지고 있다. 즉 수면의 질이 떨어지면 면역계와 내분비계, 심혈관계의 기능에 악영향을 줄 뿐 아니라 다양한 측면에서 인지 능력이 저하되는 것으로 나타났다. 수면장애가 노인성 치매의 전조증상 가운데 하나인 이유다.

뇌의 노폐물을 청소하는 시간

수면은 90분을 주기로 하룻밤 4~5회 반복하는데, 첫잠에서 가장 깊고(꿈도 없는 비렘수면) 뇌 파장이 느린 서파가 나타난다. 이때 비로소 뇌는 피로가 풀린다. 잠을 잘 자야 뇌 속에 쌓인 단백질과 노폐물을 청소하는 기능이 작동하게 되는데, 이를 글림프 시스템glymphatic system이라고 한다. 이 시스템이 제대로 작동하려면 숙면을 취해야 한다.

뇌는 효율적인 에너지 기관으로 온종일 일하면 그만큼 노폐물이 많이 쌓인다. 그러면 이를 뇌 밖으로 배출해야 하는데, 뇌의 노폐물 청소는 뇌가 잠들 때 이뤄진다. 또한 잠을 잘 자면 노폐물이 뇌에 쌓일 가능성이 그만큼 줄어든다.

보통의 장기에는 세포 사이에서 노폐물을 받아들이고 한곳에 모아 혈관에 버리는 림프계가 있다. 하지만 뇌에는 노폐물을 처리하는 림프계가 없다. 대신 뇌척수액이 노폐물을 청소해 준다.

이것이 뇌 청소 시스템으로 요즘 퇴행성 뇌질환의 원인으로 큰 관심을 받고 있다.

뇌실ventricle은 뇌척수액 'CSF Cerebrospinal Fluid'를 담고 있는 곳으로 뇌의 외부 공간을 채우고 있다. 뇌 내부의 노폐물은 외부의 뇌척수액으로 이동해 혈관에 버려진다. 뇌가 잠드는 순간 뇌세포는 수축하고 세포 사이 공간이 넓어지는데, 이때 뇌척수액이 뇌 밖에만 있지 않고 뇌 내부로 들어와 뇌세포 사이에 쌓인 노폐물을 청소하기 시작하는 것이다.

뇌에 쌓인 노폐물이 깨끗히 청소되면 치매 예방에 효과적이라는 연구 결과가 계속 나오고 있다. 뇌의 노폐물 가운데 하나인 베타아밀로이드β-amyloid(이 독성 단백질이 뇌에 과도하게 축적돼 뇌세포 간의 연결 고리를 끊고 뇌세포를 파괴하면서 알츠하이머병이 발생함)가 알츠하이머병의 주요 원인이기 때문이다. 여러 임상 연구를 통해 수면의 질이 악화되면 뇌에 베타아밀로이드가 많이 쌓인다는 것이 입증되고 있다. 수면학자들은 적당한 수면 시간은 최소 6시간 이상이라고 말한다.

세로토닌과 멜라토닌은 깊은 수면을 돕는 호르몬이다. 낮 동안 망막을 통해 들어오는 빛 자극이 세로토닌을 합성시키고 해가 저물면 뇌 속에 비축된 세로토닌에서 멜라토닌이 합성된다. 항산화 작용으로 낮 동안 우리 몸에 쌓인 활성산소를 제거하는 멜라토닌의 원료가 되는 세로토닌의 생성을 촉진하려면 햇볕, 운동, 그루밍(단란한 친교 활동) 등 자극이 필요하다.

개인적으로 새벽 2, 3시쯤 깬 뒤 잠이 안 와서 책을 읽다가 다시 잠자리에 드는 날이 많아서 늘 마음이 무거웠는데, 90분 수면 주기를 잘 지키면 뇌 피로가 풀린다는 말에 큰 위안을 받았다. 그러므로 졸리지 않을 때 억지로 자려고 애쓰기보다 자연스럽게 수면을 유도하는 게 낫다. 또한 낮잠을 줄이면 자연스럽게 밤잠이 잘 온다.

수면의 질 자가테스트

다음은 수면의 질을 테스트하는 질문이다. 지난 한 달(4주) 동안 자신의 일상적인 수면 습관과 관련해 가장 적합한 답변 하나에 V 표시를 한다(이때 반드시 모든 질문에 답해야 한다). 총 점수가 높을수록 수면의 질이 저하되었음을 뜻한다. 7점을 초과한 경우 수면의 질이 나쁨으로, 7점 이하인 경우 수면의 질이 좋음으로 판단한다.

느리게 나이 드는 기억력의 비밀

불면증 심각도 지수 Insomnia Severity Index, ISI [29]

1. 불면증 문제(들)의 현재 심각성에 대해 표시해 주십시오.

	전혀 없음	약간	중간 정도	심함	매우 심함
a. 잠들기 어려움	0	1	2	3	4
b. 잠을 유지하기 어려움	0	1	2	3	4
c. 쉽게 깨는 문제	0	1	2	3	4

2. 현재 수면 양상에 대해 얼마나 만족/불만족하십니까?

매우 만족	만족	보통	불만족	매우 불만족
0	1	2	3	4

3. 수면 문제가 일상 기능을 어느 정도로 저해한다고 간주하십니까?
(예를 들면 낮 시간의 피로, 업무/일상의 잡일을 할 때 기능을 발휘하는 능력, 집중력, 기분 등)

전혀 저해되지 않음	약간 저해됨	어느 정도 저해됨	많이 저해됨	매우 많이 저해됨
0	1	2	3	4

4. 삶의 질을 저하시킨다는 점에서 당신의 수면 문제가 다른 사람들이 보기에 얼마나 뚜렷하다고 생각하십니까?

전혀 뚜렷하지 않음	거의 뚜렷하지 않음	어느 정도 뚜렷함	많이 뚜렷함	매우 많이 뚜렷함
0	1	2	3	4

5. 현재 수면 문제에 대해 어느 정도로 걱정/고통스럽습니까?

전혀 걱정되지 않음	거의 걱정되지 않음	약간 걱정됨	많이 걱정됨	매우 많이 걱정됨
0	1	2	3	4

* 각각의 점수를 더해 적어 주세요. **총 점수 (   )**

채점/해석을 위한 지침

7가지 항목(1a+1b+1c+2+3+4+5)을 더함

총점의 범위는 0∼28점

- 0∼7 점: 임상적으로 유의한 불면증이 없음
- 8∼14 점: 기준치 이하 불면증
- 15∼21 점: 임상적 불면증(중등의 심각도)
- 22∼28 점: 임상적 불면증(극심한 정도)

'꿀잠'을 위한
십계명

"아, 꿀잠 잤어"라는 말을 종종 듣는다. 그렇다면 꿀잠은 구체적으로 어떤 상태를 말하는가? 언제 잠들었는지 알지 못한 채 잠들고, 아침에 눈을 떴을 때 눈꺼풀이 무겁지 않고, 상쾌한 기분과 가벼운 몸으로 집을 나설 때 뭔가 따스함이 느껴지는 상태가 아닐까? 어떻게 보면 꿀잠은 절대적 시간보다는 주관적인 개인의 느낌에 달려 있다.

뇌 건강을 위해 우리는 꿀잠을 자기 위한 수면 습관과 환경 조성에 노력해야 한다. 수면과 관련된 작은 습관으로 건강한 뇌라는 큰 목적을 이루어야 하는 것이다. 다음은 수면학회에서 제시하는 수면 십계명이다.

첫 번째, 규칙적인 수면 패턴을 유지하라. 가능한 매일 같은 시간에 잠들고 일어난다.

두 번째, 충분한 수면 시간을 확보하라. 대부분의 성인은 하루 7~9시간의 수면이 필요하다. 사람마다 최적의 수면 시간이 다른데, 하루에 7시간 이상 잠을 자야 충분히 잤다고 느끼는 사람이 있는가 하면, 초서녁에 4~5시간만 자노 살 샀다고 느끼는 사람이 있다. 수면에서 절대적 시간이란 없다. 그러므로 자신이 충분히 잘 잤다고 느끼는 수면 시간을 확보하면 된다.

세 번째, 수면 환경을 조성하라. 적절한 온도와 조명을 유지해 편안하고 조용한 공간에서 잠을 자는 것이 좋다. 방의 온도는 18~22도, 조도는 어두운 상태가 적당하다.

네 번째, 음식과 음료 섭취를 제한하라. 수면 전 과식을 하거나 카페인, 알코올, 니코틴 등 자극적인 음식이나 음료는 섭취하지 않는다. 잠들기 최소 2시간 전에는 금식 상태를 유지하는 것이 꿀잠 자는 데 좋다.

다섯 번째, 활동량을 유지하라. 꾸준한 운동은 수면에 도움이 된다. 수면 직전 고강도 운동을 하면 자율신경계의 교감신경을 자극해 오히려 각성시킬 수 있으므로 잠자기 2~3시간 전에 중강도 이하의 운동을 한다.

여섯 번째, 수면 전 스트레스를 관리하라. 명상이나 요가, 독서, 따뜻한 목욕, 일기 쓰기 등은 수면 전 스트레스를 줄이는 데 도움이 된다. 깊은 호흡과 명상은 교감신경 우위에서 부교감신경 우위로 변화시켜 뇌 피로를 풀어준다. 특히 명상 호흡을 하면 교감신경이 흥분될 때 분비되는 노르아드레날린noradrenaline(노르에피네프린이라고도 함)이 멈추고 마음이 편안해지면서 세로토닌이 분비된다.

일곱 번째, 수면 전 기분전환을 하라. 잠자기 전에는 활동을 줄인다. 뇌를 쉬게 해주는 가벼운 음악을 듣거나 일기 쓰기 등을 하면 도움이 된다.

여덟 번째, 수면 전 스크린 타임을 제한하라. 잠자기 전에는 스마트폰, 태블릿, 컴퓨터 등 스크린 사용을 제한하는 것이 좋다. 블루라이트는 수면에 부정적 영향을 미치므로 자기 전 30분 이상은 사용하지 않는다.

아홉 번째, 수면 중간에 깨어나지 않도록 하라. 불편한 환경이나 소음, 불안 등으로 잠에서 깨지 않도록 자신에게 맞는 대처 방법을 적극적으로 찾는다.

열 번째, 수면이 부족할 때는 대처 방법을 강구하라. 수면 부족이나 불규칙한 수면 습관에 대한 대처 방법을 갖고 있어야 한다. 수면 부족은 불안, 우울, 집중력 저하 등 문제를 일으킬 수 있으므로 가능한 한 빨리 해결하는 것이 좋다.

12

여섯, 쉬어 가는 습관 : 어떻게 해야 만성피로에서 벗어날까

미라클모닝이 유행하면서 가열차게 사는 '갓생'이 인기다. 그러나 빡빡한 일상에 매몰되다 보면 '휴식'이 삶을 성장시키는 데 빼놓을 수 없는 중요한 요소라는 것을 잊곤 한다. 이번 장에서는 제대로 된 휴식을 취하지 못해 발생하는 만성피로가 뇌 건강에 얼마나 악영향을 주는지 살펴보겠다.

외래로 병원을 찾은 65세 L씨는 "아무것도 기억이 나질 않아서 너무 힘들어요. 건망증 때문에 우울증이 오려고 해요"라고 기억력 저하를 호소했다. 실제 인지기능 검사와 뇌 MRI, 유전자 검사에서는 L씨가 호소하는 기억력 저하를 확인할 만한 증거를 찾지 못했다. 그래서 우울증과 스트레스 지수, 피로도 지수를 보니 모두 만점을 받을 정도로 스트레스와 우울증, 피로도가 극심했다.

L씨는 딸이 간호사로 일하고 있어 지난 10년간 손주 셋을 전담해 키우면서 딸 가족을 포함해 일곱 명의 살림을 도맡아 하고 있었다. 사위와 딸, 남편이 출근하기 전 아침식사를 차리고 나면 손주들의 식사를 준비하고 쉴 틈도 없이 청소와 빨래를 했다. 그리고 또다시 점심과 저녁식사를 차리고, 저녁 설거지를 끝으로 10시가 돼서야 집안일이 끝났다. 딸이 3교대로 야간근무를 하는 날에는 막내 손주를 데리고 야간 육아까지 해야 하는 상황이었다. 뇌 건강에 있어 이처럼 강도 높은 노동과 휴식 없는 삶은 적신호나.

당신의 몸은
원래부터 무겁지 않았다

"지금 많이 피곤한가요"라고 묻는다면 뭐라고 답하겠는가?

일본 문부과학성 피로연구반의 조사에 따르면 무려 59%의 사람이 "그렇다"라고 답했다. 또한 그 절반에 이르는 사람이 "피로 때문에 작업 능률이 저하되는 것 같아요"라고 답했다.

피로의 메커니즘에 대한 연구가 진행되면서 여러 가지 사실이 밝혀졌다. 만성피로는 스트레스나 감염 등으로 말미암아 뇌 안에 이상이 발생한 상태라고 생각하면 된다. 피로는 발열, 통증과 함께 몸의 3대 신호 가운데 하나다. '피곤하다'라고 느끼는 것은 몸에서 오는 쉬어야 한다는 신호다. 만약 그때 쉬지 않으면 사망에 이를 수도 있으므로 조심해야 한다.

어린이나 동물은 피곤하면 그 자리에서 잠들어 버리는데, 몸의 경고를 거역하지 않고 휴식을 취하는 것이다. 반면 성인은 피곤한 상태임에도 편안히 쉴 수 없는 경우가 허다하고, 완벽하게 쉬는 방법을 잘 모른다.

실제로 피로감은 주관적인 것이다 보니 피로감에 근거를 두어서는 피로의 정도를 객관적으로 측정할 수 없다. 또한 평소 피로할 때 쉴 수 없는 생활 환경에서 피로를 없앤다는 것은 어려운 일이다. 따라서 자신이 얼마나 피로한지를 제대로 파악할 필요가 있다.

피로의 10가지 원인

피로는 면역의 비정상적 반응이다. 먼저, TGF-베타를 피로의 원인으로 보는 시각이 많다. TGF-베타는 바이러스나 세균 등이 몸속에 침입했을 때 뇌에서 면역세포로 '이물질을 공격하라'는 명령을 전달하는 면역물질이다. 이렇듯 면역과 피로는 매우 밀접한 관련이 있다.

한 가지 예로 감기몸살에 걸리면 열, 기침 등 증상이 나타나기 전 피로감을 느끼는 경우가 많다. 만성피로 가운데서 원인 불명으로 특히 증상이 심한 '만성피로증후군'이 있는데, 심할 경우 일상생활을 영위할 수 없고 젓가락 들기조차 어려울 정도의 피로감이 몰려온다. 이 만성피로증후군에는 심한 피로감과 권태 외에도 미열, 관절통, 근육통 등이 따라온다.

또한 괴로운 일로 스트레스를 받으면 면역세포의 작용이 저하된다. 그 상태에서 바이러스에 감염되면 면역세포가 바이러스의 공격을 막아낼 수가 없다. 그러면 공격 명령인 TGF-베타가 면역세포에서 계속 방출된다. 뇌 안의 면역 담당 세포에서 과잉 방출되는 TGF-베타는 뇌 안의 신경 사이 정보를 전달하는 신경전달물질의 합성을 저하시킨다. 그래서 정보전달물질의 감소로 뇌 안의 정보가 제대로 전달되지 않으면 몸이 나른해지거나 집중력이 저하되는 등의 증상이 나타난다.

피로가 지속되면 뇌 안의 변화는 신경전달물질 감소로 끝나지 않는다. 만성피로증후군 환자의 경우 의욕과 계획, 창조성 등을 담당하는 '전전두엽'이 위축되어 있다. 이 전전두엽의 기능이 약해지면 집중력 저하, 기억력 저하, 의욕 감소가 일어나고 일상생활을 할 때 더 많은 에너지가 필요해져 만성피로 증상이 나타나게 된다.

그 외에 만성피로의 원인과 증상은 다음과 같다.

두 번째, 잠이 부족하다. 성인은 하루에 7~8시간을 자야 한다. 잠을 충분히 자지 못하면 집중력과 뇌 건강에 악영향을 준다.

세 번째, 탈수 증상이 있다. 피로감은 몸에 탈수 현상이 일어나고 있다는 신호다. 목이 마르다고 느낄 때는 이미 탈수가 일어난 것이다. 목마른 느낌이 들기 전에 미리 물을 마시는 게 좋다.

네 번째, 균형 잡힌 식사를 못 하고 있다. 너무 적게 먹거나 좋지 못한 음식을 먹으면 피로감을 느끼게 된다. 균형 잡힌 음식을 먹으면 혈당이 정상 범위로 유지되어 피로감을 없앨 수 있으므로 단백질과 복합탄수화물이 고루 들어간 식사를 하는 게 좋다.

다섯 번째, 카페인을 너무 많이 섭취한다. 카페인은 적당히 섭취하면 집중력과 긴장 상태를 유지시켜 준다. 하지만 카페인을 과도하게 섭취할 경우 심장 박동 수와 혈압 등을 높인다. 피로감을 초래한다는 연구 결과도 있다.

여섯 번째, 수면무호흡증이 있다. 코골이로 자는 동안 호흡이

잠시 멈출 수 있다. 이때는 잠에서 깨게 되는데, 당사자는 이를 알아채지 못한다. 8시간 동안 잤어도 실제로 잠을 잔 시간이 짧다 보니 피곤한 게 당연하다. 코골이가 심하면 체중을 줄이고 담배를 끊어 무호흡증을 없애야 한다.

일곱 번째, 빈혈이 있다. 여성들이 피로감을 느끼는 가장 큰 원인 가운데 하나가 빈혈이다. 월경 때는 몸속의 철분이 부족할 수 있으므로 빈혈을 방지하기 위해 철분 보충제나 살코기, 간, 조개류, 콩 등 철분이 풍부한 음식을 섭취한다.

여덟 번째, 우울증이 있다. 우울증은 정신적 장애뿐 아니라 피로감, 두통, 식욕부진 등 신체적 증상을 동반한다. 이때는 전문의에게 치료를 받아야 한다.

아홉 번째, 당뇨병이 있다. 당뇨 환자의 혈액에는 당이 많이 함유되어 있다. 당이 체세포로 들어가 에너지로 전환되어야 하는데 이것이 원활하게 이루어지지 못해 많이 먹어도 몸에서는 에너지가 생기지 않는다. 설명하기 어려운 피로감이 계속되면 전문의의 진단을 받아야 한다.

열 번째, 갑상선기능저하증이 있다. 몸속의 신진대사 작용을 관장하는 갑상선의 기능이 떨어지면 쉽게 지치고 피부가 건조하고 살이 찔 수 있다. 갑상선 호르몬이 부족하면 합성 호르몬 처방을 받아야 한다.

내 몸의
'피로도' 체크리스트

만성피로증후군은 휴식을 취해도 피로감이 사라지지 않고, 활동하면 정신적·육체적 피로가 더욱 심해지며, 일상생활에서 여러 가지 기능이 떨어지는 등 일련의 복합 증세를 가진 만성적 피로를 말한다.

만성피로증후군은 피로 외에도 다양한 증상이 나타날 수 있다. 몸과 마음이 전반적으로 힘들고, 몸이 축 늘어져 무겁게 느껴지며, 기가 빠져나가는 느낌이 들어 정신이 맑지 못하다. 간단한 일도 버겁게 느껴져 시도하기가 겁나고, 집중력과 기억력이 떨어지고, 배와 가슴이 아프거나 입맛이 떨어지기도 한다. 이 외에도 식은땀을 흘리거나 어지럼증, 기침, 설사, 입 마름, 호흡 곤란, 체중 감소, 목의 따끔거림, 우울, 불안 등 다양한 정신적·신체적 증상이 동반된다.

만성피로증후군을 진단하려면 먼저 피로를 유발하는 어떤 원인이 있는지 살펴보아야 한다. 의사와의 면담과 신체 진찰은 기본이고 정신적인 면에서도 평가가 이루어져야 한다. 그래서 종합적으로 환자를 보는 의사를 선택해서 몸과 마음을 모두 진찰받는 것이 바람직하다.

만성피로증후군 체크리스트[30]

체크리스트에 들어가기 앞서 알아두어야 할 것이 있다.

먼저 설명되지 않는 새로운 피로가 6개월 이상 지속적 또는 반복적으로 나타나고, 현재 겪고 있는 힘든 일로 생긴 피로가 아니어야 한다. 또한 휴식을 취해도 증상이 호전되지 않고 만성피로가 직장이나 학업 등 사회 활동과 개인 활동에 지장을 초래해야 한다.

현재 몸 상태를 확인했으면 다음 8가지 항목을 체크해 보자.

① 건망증이 심해지고 어떤 일을 하든 집중이 안 된다. ⬚
② 목 안쪽으로 잦은 통증을 느낀다. ⬚
③ 목이나 겨드랑이의 림프절에 통증이 있다. ⬚
④ 근육에 통증이 있다. ⬚
⑤ 관절염이 없음에도 여기저기 관절이 아프다. ⬚
⑥ 항상 두통에 시달린다. ⬚
⑦ 잠을 자도 피곤함이 가시거나 개운한 느낌이 들지 않는다. ⬚
⑧ 운동 후 무기력하고 피곤한 느낌이 24시간이 지나도 지속된다. ⬚

평가: 이들 항목 가운데 5개 이상 체크했고, 이것이 6개월 이상 지속되었다면 만성피로증후군을 의심해 봐야 한다.

자양강장제 같은
낮잠 자기

2017년 미국 국가안전보장회의^{National Security Council, NSC}의 조사에서 응답자 가운데 3분의 2가 직장에서 피곤함을 느낀다고 답했다. 그중 53%는 피곤함으로 생산성이 떨어진다고 답했으며, 44%는 집중하는 데 어려움을 느끼는 것으로 조사됐다.

우리나라 상황도 마찬가지다. 2016년 경제협력개발기구^{OECD}의 조사에 따르면, 한국인 가운데 65%가 수면 부족을 겪고 있다. 또한 한국인의 하루 평균 수면 시간은 OECD 국가 가운데 최하위로, 한국은 이미 대표적인 수면 부족 국가가 되었다.

이처럼 현대인은 장시간 노동과 과도한 업무, 급변하는 변화에 대한 스트레스에 노출되어 있고, 평일에는 아침부터 늦은 밤까지 에너지를 소비하고 주말에 몰아서 잠을 자는 경우가 허다하다. 그런데 이런 생활 패턴은 일상의 바이오리듬을 벗어나게 만들어 신체에 무리를 준다.

몸에서 휴식이 필요하다는 신호를 보내면 평일과 주말 가리지 말고 점심시간을 이용해 짧게나마 낮잠 자기를 권한다. 짧은 시간이라도 낮잠은 인지력뿐 아니라 기억력 향상과 면역력 강화에 도움을 준다. 잠자리에서 일어나는 순간부터 우리 뇌에서는 아데노신이 쌓이기 시작하는데, 각성이 길어지면 이 아데노신이 축적되어 피로감을 일으킨다. 이때 낮잠을 자면 아데노신이 줄고 체내에서 아데노신이 소량을 대사하는데, 이는 에너지 수준을 높이고 맑은 정신으로 깨어 있다는 느낌을 준다. 이처럼 낮잠은 기분을 좋아지게 만들고, (자극에) 더 빨리 반응하게 만들고, 실수할 위험을 줄여주고, 집중력까지 높여준다.

그럼 이제부터 뇌 건강에 도움이 되는 '낮잠 방법'을 알아보자.

파워 낮잠

낮잠은 20~30분 정도가 적당하다. 미국 수면과 호흡 아카데미Sleep and Breathing Academy의 수면 전문가 제프 로저스Jeff Rodgers는 "20~30분 정도 낮잠을 자면 주의력과 집중력을 높이는 데 도움이 된다"라고 말했다. 멘로파크 정신과 수면의학Menlo Park Psychiatry & Sleep Medicine 설립자 알렉스 디미트리Alex Dimitriu, M.D.는 "긴 낮잠은 밤에 잠을 제대로 못 자게 만들 수 있다. 하지만 피로감이 심한 경우 90분 정도의 낮잠은 도움이 될 수 있다"라고 설명했다. 다만 뭐든지 과하면 안 좋다는 어른들의 말처럼 낮잠을 너무 길게 자면 밤에 불면증을 불러와 오히려 피로감이 쌓일 수 있으므로 오래 자지 않도록 주의해야 한다.

낮잠을 언제, 어떻게 자야 할까

오후 1~3시, 매일 같은 시간에 낮잠을 자는 게 좋다. 제프 로저스에 따르면 많은 사람이 이 시간대에 슬럼프에 빠지는데, 더 이른 시간에 자면 몸은 잠잘 준비가 되지 않았을 것이고, 더 늦게 자면 밤잠을 방해할 수 있어 이 시간대가 적절하다고 한다. 또한 낮잠을 잘 때는 밤에 자는 것처럼 가능한 한 어둡고 조용한 환경에서 자는 것이 좋은데, 수면 안대나 백색소음을 활용하는 것도 도움이 된다.

이때는 억지로 잠을 청하는 것이 아니라 침대나 안락의자 등 편안한 장소에서 긴장감을 털어내고, 방을 어둡게 하거나 수면 안대를 사용해 눈을 가린 채 가만 쉬어도 된다. 낮잠을 자기 5분 전에는 스마트폰을 보거나 이메일 읽는 것을 멈추고, 차분하게 호흡을 가다듬고, 소량의 물을 마시는 게 도움이 된다. 한마디로 긴장을 풀고 편안한 상태를 만들어줘야 제대로 된 낮잠을 즐길 수 있다.

낮잠에서 어떻게 일어날까

낮잠을 깨워 달라고 부탁하기보다는 소리가 점차 커지거나 불빛이 밝아지는 알람을 활용하는 것이 여러모로 편하다. 매일 같은 시간에 낮잠을 자면 잠에서 깨어나는 것에도 익숙해진다.

느리게 나이 드는 기억력의 비밀

낮잠을 피해야 할 사람은?

낮에 자주 피로감을 느낀다면 수면무호흡증이나 불면증 같은 수면장애의 신호일 수도 있으므로 전문가와의 상담이 필요하다. 불면증 진단을 받았다면 졸음 운전을 피하기 위한 숙면 등 안전상의 이유 외에는 되도록 낮잠을 자지 않는 것이 좋다. 어떤 사람에게는 낮잠이 휴식을 취하고 다시 뭔가를 시작하기에 이상적인 방법일 수 있지만, 또 다른 사람에게는 잘못된 휴식이 될 수도 있다. 따라서 수면장애를 가진 사람은 산책이나 운동, 명상 등 대안을 찾아야 한다.

뇌를 청소하는 시간 '멍 때리기'

책상 앞에서 머리를 쥐어짜다가 휴식을 취하려고 산책 나갔다가 갑자기 아이디어가 떠오른 경험이 있는가? 이는 머릿속을 비우고 휴식을 취하기로 한 선택의 순기능이다. 이처럼 우리 뇌는 쉼을 필요로 한다. 그렇다면 뇌를 쉬게 했을 때 어떤 긍정적 효과가 나타날까?

우선 하루 15분 정도, 흔히 말하는 '멍 때리기' 시간을 가져 뇌를 쉬게 해주라. 뇌는 계속해서 정보를 받게 되면 스트레스가 쌓이고, 지나친 부담감을 갖게 되면 신체적 문제를 유발할 수 있기 때문이다. 멍 때리기를 하면 긴장이 풀리고 피로가 줄어들어 맥박이나 심박 수가 낮아지며 과거 기억이나 예측을 담당하는 뇌의 전전두엽, 측두엽, 두정엽 부위가 활성화된다. 멍 때리기처럼 아무것도 하지 않는 시간을 갖는 것이 오히려 학습과 기억에 도움이 될 수 있다.

뇌과학자 마커스 라이클Marcus Raichle 교수는 아무런 인지 활동을 하지 않을 때 오히려 활성화되는 뇌의 특정 부위를 '디폴트 모드 네트워크Default Mode Network, DMN'라고 불렀다. DMN은 한마디로 뇌 활동을 제트기 비행에 비교해 제트기가 최고 속도의 비행을 하기 전 천천히 운항하는 상태일 때를 뜻한다. 각기 다른 기능을 담당하는 여러 영역이 매우 복잡하게 연결되어 작동하는 뇌는 아무것도 안 하는 순간, 즉 아무 생각 없이 멍하니 있거나 공상을 하거나 이런저런 잡생각에 빠져 있을 때 의식적인 순간과 다른 연결망을 형성하게 된다. 집중해야 할 부분은 뇌의 활동이 우리 내부로 향하고 있을 때의 뇌신경망인 DMN이다. 이때 뇌는 불필요한 정보를 삭제하고, 그동안의 경험과 필요한 정보를 정리한다. 이처럼 불필요한 정보가 정리되지 않으면 뇌의 저장 공간이 협소해서 기억을 저장하기가 어렵다.

아무것도 안 하고 멍 때릴 때 뇌는 새로운 활동을 하기에 적합한 환경을 조성하는데, 휴식 시간과 수면 시간이 꼭 필요한 이유다. 쉬지 않고 여러 가지 일을 동시에 하는 '멀티태스킹'은 현대사회에서 효율적이고 '능력 있는 사람이다'라는 평가를 받을 수 있는 요소다. 하지만 멀티태스킹 습관은 뇌의 과부하를 불러와 뇌 건강을 해칠 수 있으며, 실제로 멀티태스킹이 불가능하다는 연구 결과도 있다.[31] 뇌신경학자 얼 밀러Earl Miller에 따르면 사람의 두뇌는 여러 가지 작업을 동시에 처리하도록 설계되어 있지 않다고 하며, 이와 관련된 연구 결과도 많다.

원래 인간은 뇌 구조상 두 가지 일을 동시에 완벽하게 해내기가 어렵다. 이는 일본 노교대학교 신타로 후나하시 교수 연구팀과 영국 옥스퍼드대학교 학자들이 공동으로 얻어낸 결과인데, 멀티태스킹 공동 연구팀은 일본원숭이를 대상으로 뇌 자극 실험을 실시했다. 우선 특정 장소에 시각적 자극을 준 뒤 이를 기억하게 하면서 다른 쪽으로 주의를 끌었다. 그 결과 원숭이의 기억력이 현저하게 감소한다는 사실이 발견됐다. 연구팀은 사고나 기억, 주의, 인지를 관장하는 뇌 전두엽의 연합야聯合野(중추 사이에서 상호 연락에 관여하는 영역)에 두 가지 이상의 과제가 내려졌을 때 이른바 '이중과제간섭dual task interference'이 발생해 작업 효율성이 현저하게 떨어진다고 지적했다.

2020년 미국 스탠퍼드대학교 심리학과와 캘리포니아 샌프란시스코대학교 의대 공동 연구팀은 《네이처Nature》에 미디어 멀티태스킹이 청소년의 주의집중력과 기억력 저하의 주요 원인이라는 연구 결과를 발표했다. 연구팀은 청소년 200명을 대상으로 미디어 멀티태스킹과 주의력, 기억력의 관계를 조사한 결과, 미디어 멀티태스킹을 자주 하는 청소년일수록 주의력과 기억력이 저하되는 것으로 나타났다.

2014년 영국 서섹스대학교에서는 여러 전자기기를 동시에 사용하는 남성과 여성 75명을 대상으로 진행한 연구를 통해 멀티태스킹을 자주 오래한 사람일수록 뇌에서 회백질의 밀도가 줄어드는 경향이 나타났다고 보고했다. 회백질은 뇌의 인지기능을 담당하는 부위로, 회백질의 밀도가 줄어들면 기억력과 인지기능이 저하된다.

요즘 사람들은 스마트폰이나 컴퓨터, 텔레비전을 보면서 휴식을 취한다고 생각한다. 그러나 이런 활동은 몸만 가만히 있게 할 뿐 뇌에게 많은 정보를 처리하라고 하면서 자극하고 채찍질하는 것과 다르지 않다.

하루 15분 정도는 아무 생각 없이 그냥 쉬는 게 좋다. 또한 뇌에 휴식을 주고 싶다면 온라인이 아닌 오프라인으로 직접 사람을 만나거나 햇볕을 쬐며 산책하는 것이 좋다.

피로에 좋은 음식

"간 때문이야. 간 때문이야. 피로는 간 때문이야!" 유명한 피로회복제 CM송이다. 간은 우리 몸에서 매우 중요한 역할을 하는 기관으로 영양소의 대사, 독소 해독, 호르몬 조절 등 다양한 기능을 담당한다. 따라서 간이 나쁘면 피로를 비롯해 여러 증상이 나타날 수 있다.

다음은 중요한 역할을 담당하는 간을 건강하게 만들어주는 음식이다.

- 양배추: 양배추의 글루코시놀레이트glucosinolate 성분은 비타민C 등과 함께 해독 작용을 해서 간의 독소 배출을 돕는다. 양배추의 플라보노이드, 엽록소, 페놀, 비타민E 등은 대표적인 항암물질이다.
- 부추: 부추에 풍부한 베타카로틴 성분은 활성산소 제거와 간 해독 작용에 도움을 준다.
- 강황: 강황의 커큐민 성분은 지방 소화를 돕는 담즙 생성을 촉진시켜 간의 부담을 줄여준다. 또한 알코올 분해 효소를 생성해 알코올로 인한 간 손상을 예방해 준다.
- 사과: 사과가 가진 펙틴은 소화 과정에서 발생하는 독소 배출을 도와서 간의 해독 작용 부담을 덜어준다. 사과 껍질이 품은 풍부한 플라보노이드 성분은 담즙 생산에 도움을 주므로 깨끗이 씻어 껍질째 섭취하는 게 좋다.

그 외에도 닭가슴살, 달걀, 콩 등 단백질이 풍부한 음식과 과일, 채소,

견과류 등 식이섬유가 풍부한 음식을 비롯해 귀리, 보리, 강낭콩·렌틸콩·완두콩 등 콩과식물, 감자 같은 덩이줄기식물, 밤 등 전분질 식품은 피로를 푸는 데 도움이 된다. 또한 수분이 부족한 상태일 때 몸은 피로를 느끼기 때문에 물을 충분히 섭취해야 한다.

간 건강을 위해 피로를 유발하는 음식은 피해야 하는데, 놀랍게도 피로를 유발하는 음식 가운데 우리가 '피로하거나 졸리다'고 느낄 때 먹는 음식이 상당히 많다. 고당도 음료, 고지방 음식, 고열량 음식, 가공식품, 단순당이 포함된 과자나 초콜릿 등이 그렇다.

13

일곱, 뇌에 문제가 있다면: 치료는 똑똑하게, 약 복용은 현명하게

앞서 언급한 6가지 습관이 뇌를 비롯해 우리 몸을 어떻게 건강한 상태로 지키느냐 하는 것이라면, 마지막 원칙은 아팠을 때 어떻게 관리하느냐 하는 것이다. 병원에서 환자의 생명과 건강 회복은 얼마나 좋은 의료진을 만나고 얼마나 좋은 간병인을 만나느지가 중요하다. 또한 급성기 치료를 마치고 안정기로 접어들면 똑똑한 관리법이 뒤따라야 한다.

지금부터 먼저는 똑똑한 치료를 위한 꿀팁, 다음으로 현명한 약 복용에 대해 알아보기로 하겠다.

똑똑한 7가지
의료 대처법

조금 어려운 이야기가 될 수도 있지만, 똑똑한 치료를 받기 위한 방법에 대해 말하고자 한다.

첫 번째, 전문성과 경험이다. 의료진의 전문성과 경험은 중요한 고려 요소다. 해당 질병의 상태와 증상을 다루는 전문의를 선택해야 한다. 또한 그 전문의가 얼마나 많은 연구와 실무 경험을 쌓았는지 파악할 필요가 있다. 인지 능력이나 운동 능력의 상실은 노화에 따른 자연스러운 현상과도 겹치기 때문에 현재 상태를 정확하게 파악하려면 해당 분야 전문의를 만나야 한다. 뇌 기능은 대체로 신경과, 정신의학과에서 담당한다.

두 번째, 평판과 추천이다. 같은 의료진의 평판과 추천은 중요하다. 개인적으로 다른 분야의 대한민국 명의 리스트를 확보하기 위해 환자들에게 물어보기도 하고, 학회나 심포지엄에 참석해 실력 좋은 의사를 만나면 메모를 남겼다가 실력과 친절도를 확인하기도 한다. 특히 주치의로 한 의사와 오랫동안 관계를 이어 왔다면, 그 주치의한테 의견을 물어보는 것도 중요한 방법이 될 수 있다. 다른 환자들의 평가와 추천을 참고하는 것도 좋지만, 진료는 사람 대 사람의 관계이므로 주위 사람의 추천보다는 다른 의료진을 통해 의료진의 신뢰도와 전문성을 알아보는 것이 가장 확실하다.

세 번째, 병원의 위치다. 의료 서비스를 받는 위치도 중요한 고려 요소다. 병원을 선택할 때 비용과 시간적 제약 등 다양한 요소를 고려해 주거지 근처를 선택해 다니는 것이 좋다. 또한 뇌나 심장 등 응급 상황이 발생했을 때는 자신의 의무 기록을 많이 가진 병원으로 가는 것이 좋다. 환자들에게 나이 들수록 병원과 친하게 지내야 한다고 말하는데, 정기적으로 건강 상태를 체크해야 하기 때문이다.

네 번째, 소통이다. 특히 의료진과의 소통 능력이 중요하다. 환자는 의사의 지시와 진단에 대해 이해하고 있어야 하며, 의사도 환자의 상황과 이해 수준을 고려해 적절한 정보를 제공해야 한다.

다섯 번째, 정확한 진단과 치료 과정이다. 정확한 진단은 올바른 치료를 위한 첫 단계다. 사실 의사로서 환자의 병명을 당사자에게 말하기 어려울 때도 있다. 의사 훈련 과정을 보면 얼마나 공감하면서 환자에게 질환명을 말해 주는가 하는 것도 있다. 일단 질환명에 대해 들으면 증상을 잘 모니터링하고, 의사와의 대화를 통해 적절한 진단을 받도록 노력해야 한다.

여섯 번째, 전문가와의 협력이다. 전문가와의 협력이 필요한 경우 의사, 간호사, 심리상담가, 물리치료사 등의 도움을 받는다. 보통은 주치의가 가장 많은 정보를 가지고 있고, 환자 중심 커뮤니티도 도움이 될 수 있다.

일곱 번째, 치료 계획의 준수다. 약 복용 시간, 운동 프로그램, 식이 요구사항 등을 지키는 것이 중요하다. 또한 건강한 생활 습관을 들이고 적극적으로 자가관리를 해야 한다. 정기적으로 검진을 받고, 증상의 변화를 모니터링하면서 적절한 식습관, 운동, 수면 등을 유지하도록 노력해야 한다.

약,
제대로 알고 먹자

의사로서 환자에게 약은 작용과 부작용이 있다고 꼭 말해 준다. 약은 올바르게 먹어야 약이 될 수 있다. 무분별한 약 복용은 오히려 몸에 독이 될 수 있다. 의약품은 형태나 효과 등에 따라 복용 방법이 정해져 있어 이를 제대로 지키지 않으면 약효를 볼 수 없고, 부작용의 위험도 따른다. 그런데 복용 지침이 담긴 복약 안내문을 읽지 않아서 복용 방법을 제대로 모르는 사람이 의외로 많다. 다음은 현명한 의약품 복용법의 5가지 대원칙이다.

첫 번째, 의사나 약사의 지시에 따라야 한다. 궁금한 것이 있거나 이해하지 못한 부분이 있다면 꼭 질문해서 지시사항을 정확하게 알고 있어야 한다. 의사의 설명뿐 아니라 처방약의 설명서도 꼼꼼히 읽어 둔다.

두 번째, 정확한 용량과 시간을 지켜야 한다. 하루 3번 복용하는 약은 정확한 간격으로 복용하는 것이 좋다. 부작용을 줄이기 위해서는 정해진 시간에 정해진 양만큼 복용하는 것이 중요하다. 보통 약 복용은 식사 시간이나 취침 시간을 기준으로 일정하게 유지하도록 되어 있다. 약에는 반감기half-life가 있는데, 이는 약물의 혈중 농도가 절반으로 줄어드는 데 걸리는 시간을 말한다. 반감기가 길수록 약물의 유효성이 증가하고 독성이 높아지므로 일정 시간을 지켜 복약하는 것이 좋다.

세 번째, 음식과 함께 복용해도 되는지 확인해야 한다. 어떤 약은 음식과 함께 복용하면 흡수율이 떨어진다. 예를 들어 파킨슨 계통의 약은 단백질과 같이 섭취하면 약물이 수용체에 결합이 잘 안 된다.

네 번째, 약물 남용을 피해야 한다. 약물 남용이 건강에 악영향을 미치고, 의사의 처방 없이 약을 복용해선 안 된다는 건 누구나 알고 있는 사실이다. 2년 전 28세 젊은 친구가 진료를 보러 왔다. 브레인포그 증상이라고 하면서 당시 일간지에 실린 내 기사

약, 언제 먹어야 하나?

• **식후에 복용하는 약**: 위장에 자극을 주는 약은 식후 복용한다. 식후 30분 정도 지나면 음식물이 소화되면서 위 점막을 감싸주어 약물로 인한 위 자극을 최소화할 수 있다. 이부프로펜이나 디클로페낙 성분이 든 소염진통제는 산성이 강해 위에 자극을 주어 식후 복용해야 속쓰림 등 부작용을 줄일 수 있다. 비만치료제 오르리스타트^{orlistat} 성분은 섭취한 음식에서 지방 성분이 흡수되지 않도록 도와주는 약이므로, 식사 때 함께 먹거나 식후 1시간 이내 복용한다.

• **식전에 복용하는 약**: 음식물 흡수에 방해되는 약은 식전에 복용한다. 비스포스포네이트^{bisphosphonate} 계열 골다공증 치료제는 식사 한 시간 전에 복용한다. 약이 식도에 들러붙는 성질 때문에 염증이 생길 수 있어 물과 함께 먹는다. 수크랄페이트^{sucralfate} 성분의 위장약은 위장관에서 젤을 형성해 위 점막을 보호하는데, 식전에 복용해야 식후 분비되는 위산과 음식물의 자극에서 위 점막을 보호할 수 있다.

• **취침 전 복용하는 약**: 비사코딜^{bisacodyl} 성분의 변비약은 7~8시간 이후 작용하므로 취침 전 복용한다. 재채기, 코막힘, 가려움 등 알레르기성비염 치료에 사용되는 항히스타민제는 졸릴 수 있어 취침 전 복용을 권장한다. 심바스타틴^{simvastatin} 성분의 고지혈증치료제는 콜레스테롤 합성을 억제하는 작용을 하므로 체내 콜레스테롤 합성이 가장 활발한 저녁 시간대에 복용한다.

를 보고 찾아온 거라고 했다. 그는 회사생활이 바쁠 때는 문제가 없지만, 한가할 때는 머리가 멍하고 안개가 낀 듯해 이런저런 정보를 찾아보고 뇌에 좋다는 약을 먹는 중이라고 했다. 진료 당시 복용하는 약물에 대해 물어보니 각종 뇌 영양제와 건강보조제를 국내와 해외에서 구입해 하루에 50알 넘게 먹고 있었다. 일단 뇌 신경전달물질 성분의 약물을 과다 복용하면 오히려 자연적으로 분비되어야 하는 뇌의 신경전달물질을 막는다는 사실을 설명하고 각종 건강보조제를 서서히 줄이라고 말했다. 2년이 지난 지금 그는 최소한의 영양제만 복용하고 있으며, 브레인포그증후군에서도 벗어났다.

다섯 번째, 약에 대한 정보를 정확히 알아야 한다. 약을 복용하기 전 설명서를 꼭 읽어야 한다. 이를 통해 약물의 효과, 부작용, 같이 먹는 다른 약제와의 상호작용 등을 알 수 있다. 일반적인 의약품 형태인 '알약'은 물과 함께 삼키면 위에서 녹아 위장관 점막을 통해 흡수된다. 하지만 구강정이나 트로키troche제, 저작정, 설하정 등은 알약과 비슷하게 생겼지만 빠른 약효나 간에 의한 분해를 막기 위해 씹어 먹거나 녹여 먹는 등 서로 다른 복용법을 가진다. 따라서 약물 제형에 따라 올바르게 복용해야 한다.

모든 약물은 의사나 약사와 상의해 개별적으로 조언을 받아야 한다. 또한 약물 복용 내역은 꼼꼼하게 기록해 두는 것이 좋다.

약물의 제형과 종류

- **서방정:** 일반적으로 많은 사람이 알고 있는 알약이다. 복용한 뒤 장시간에 걸쳐 서서히 방출되고 약물 농도가 일정하게 유지된다는 특징이 있다. 이 제형은 해열진통제, 혈압약, 당뇨약 등 대부분의 질환에 사용된다.

- **구강정:** 입에 넣고 뺨 안쪽에서 녹여 구강 점막으로 서서히 흡수시키는 방식의 의약품이다. 바로 체내로 들어가 간에 의해 대사되거나 분해되는 것을 막을 수 있어 부담이 적다. 알약을 그대로 삼키는 것이 어려운 환자에게 유용하다. 보통 마약류 진통제라고 하며 펜토라박칼정이나 액틱구강정 등이 여기에 속한다.

- **트로키제:** 캔디 형태로 빨아먹는 의약품이다. 입안에서 끝까지 침으로 녹여 먹어야 한다. 입안에 약 성분이 오랫동안 머물면서 목 부위에 빠르게 작용해 부기를 가라앉히고 침 분비를 증가시켜 목 통증 완화에 도움이 된다. 스트렙실 트로키나 미놀 트로키, 레모신 트로키 등 인후염 치료제에 주로 쓰이며, 니코스탑 트로키 등 금연약에도 사용된다.

- **설하정:** 혀 밑에서 녹여 복용해야 하는 의약품으로, 약효가 신속하게 발현된다는 특징이 있다. 녹여 먹지 않고 그냥 삼키면 약효가 떨어진다. 보통 심근경색이나 협심증 등 빠른 치료가 필요한 급성질환에 사용된다. 협심증에 쓰이는 니트로글리세린 설하정, 조현병 치료제인 사프리스 설하정이 대표적이다.

- **저작정:** 씹어 먹는 의약품이다. 알약과 비슷하게 생겼지만 원형, 삼각형 등 다양한 모양으로 제조되며 알약을 삼키기 어려운 노인이나 어린아이가 복용하기에 편하다. 라모트리진 츄어블정 등 간질약과 어린이용 해열제 등에 사용된다.

병원 방문해 검진받기

보통 치매 하면 나이 많은 사람이 걸리는 질환이라고 생각한다. 조기 발병 원인에 대해 확실히 밝혀진 바는 없지만 정신적 스트레스, 치매에 대한 가족력, 중금속 노출을 비롯한 여러 가지 유해 환경 노출, 나쁜 생활 습관이 초기 치매의 빈도를 증가시킨다고 본다. 또한 디지털 기기에 지나치게 의존하는 습관도 치매를 악화시킨다고 알려져 있다.

또 다른 중요한 원인으로는 각종 성인병을 꼽을 수 있다. 이는 치매의 발생 요인에서도 알 수 있다. 흔히 치매를 일으키는 요인으로 50여 가지가 꼽히는데, 그중 80~90%는 혈관성 치매와 알츠하이머병으로 밝혀졌다. 나머지 10~20%는 감염성 질환, 대사성 질환, 내분비 질환, 중독성 질환, 파킨슨병, 수두증, 뇌전증 등이 지목된다. 혈관성 치매는 고혈압, 당뇨병, 고지혈증, 심장병, 흡연, 비만인 사람에게서 많이 나타난다.

또한 어릴 때 발병하는 여러 선천적 질병의 경우 치매 증상을 동반할 수 있는데, 성인이 되어 증상이 나타나는 경우도 있다. 유전성 알츠하이머병 외에도 젊은 나이에 치매가 발생하는 다른 원인이 있다. 혈관성 치매나 레비소체 치매(3대 치매 중 하나로 알츠하이머 치매, 혈관성 치매에 이어 많이 발생하며 DLBD라고 함)도 젊은 나이에 발병할 수 있으며, 알코올 치매나 뇌염에 의한 치매 등 뇌의 다른 질병으로 생긴 이차적 치매도 젊은 나이에 발병한다.

만약 브레인포그가 의심되거나 만성피로증후군이 의심되면 다른 원인이 있는 건 아닌지, 뇌 건강의 문제인지 반드시 확인하는 것이 좋다. 전문의가 진찰한 결과 인지기능의 장애가 의심되면 기억력을 포함한 모든 인지 영역에서 각각 어느 정도의 문제가 있는지를 객관적으로 평가하는 신경심리 검사를 받게 된다.

신경심리 검사에서 문제가 발견되면(객관적으로 인지기능이 떨어졌다고 확인되면) 알츠하이머병 등 퇴행성질환에 따른 치매인지 치료가 가능한 치매인지를 확인하기 위해 혈액 검사, CT/MRI 등 뇌영상 검사, 단일광자방출컴퓨터단층촬영Single Photon Emission Computed Tomography, SPECT과 PET 같은 핵의학 검사, 뇌척수액 검사 등을 한다.

혈액 검사에는 기본적인 혈구, 생화학 검사 외에 알츠하이머병의 위험 인자 가운데 하나인 ApoE 유전자 검사, 비타민 검사, 갑상샘기능 검사, 매독 검사 등이 포함된다. CT/MRI 등 뇌영상 검사는 뇌의 구조적 이상(뇌 위축이나 혈관성 병변, 뇌종양, 염증 등)을 찾아내기 위한 검사다. 양전자방출단층촬영이나 단일광자방출컴퓨터단층촬영 등은 모두 핵의학 검사의 종류로, 뇌 기능이 떨어진 부위를 확인하기 위한 것이다.

최근에는 아밀로이드 양전자방출단층촬영 검사를 통해 알츠하이머병을 조기 발견하기도 한다. 국내에서는 뇌척수액 검사가 아직 일반화되지 않았으나 외국에서는 많이 시행하는 검사 가운데 하나로, 뇌척수액을 통해 알츠하이머병의 특징적 소견이 있는지를 확인한다.

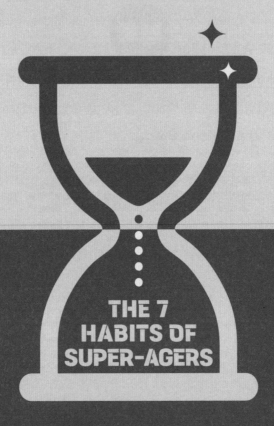

THE 7
HABITS OF
SUPER-AGERS

부록

인생을 바꾸는

30일
뇌 변화 프로젝트

신체 나이와
뇌 나이 측정하기

이제부터 '뇌가 좋아지는 하루 루틴 짜기'를 해 보려고 한다. 그전에 각자 자신의 신체 나이와 뇌 나이를 계산해 보자. 그러고 나서 다양한 식단, 운동, 감정 프로젝트 가운데 자신에게 맞는 것을 선택한 뒤 이를 활용해 자신만의 30일간 프로그램을 짜 보도록 하자.

자신에게 맞는 프로그램을 짜고 나선 짧게는 한 달, 길게는 3개월 꾸준히 실행하는 일만 남았다.

신체 나이는
모두 다르다

신경과 외래에서 회사를 경영하는 두 남성이 뇌 건강을 확인하고 싶다며 찾아왔다. 두 사람의 실제 나이는 모두 60세였다. 하지만 두 사람의 몸무게와 허리둘레는 달랐고 음주, 흡연, 운동 등 생활 습관에서도 꽤 차이가 났다. 특히 혈압과 혈당에서 큰 차이를 보였다.

A씨는 혈압, 혈당, 콜레스테롤과 관련된 약을 먹지 않고 있으며 혈압이 118/76mmHg, 공복 혈당이 87mm/dl, 나쁜 콜레스테롤인 LDL이 93mm/dl으로 모두 정상 수치였다. 한편 B씨는 혈압, 콜레스테롤과 관련된 약을 복용하는 중임에도 혈압이 148/98mmHg, 공복 혈당 123mm/dl, LDL이 110mm/dl으로 잘 조절되고 있는 상태가 아니었다. 이 두 사람의 실제 나이는 60세로 같았지만, 검진결과표의 신체 나이는 각각 52세, 69세로 무려 열일곱 살이나 차이가 났다.

신체 나이의 이런 차이는 무엇을 의미하는 걸까? A씨는 우리나라 평균 52세 남자의 신체 기능을 가졌지만, B씨는 평균 69세 남자의 신체 기능을 가졌다고 말할 수 있다. 신체 나이에서 차이가 난다는 것은 앞으로 10년간 심뇌혈관질환(중풍, 심장병 등)이 발생할 확률에서 차이가 난다는 뜻이다. 우리나라 평균 69세 남자의 심뇌혈관질환 발생 위험과 평균 52세의 발생 위험만큼 차이가 난다는 것으로, 최근 자료에 따르면 4배 이상 차이가 난다고 말할 수 있다.

- 심뇌혈관질환 발병 확률
  - A씨: 약 3%(52세 평균)
  - B씨: 약 14%(69세 평균)

또한 A씨는 우리나라 60세 평균보다 더 건강하게 오래 살지만, B씨는 그 반대일 가능성이 높다. 충분한 검사를 했고 중간에 다른 변화가 없다면 같은 나이임에도 수명이 17년 전후로 차이가 날 수 있다는 뜻이다.

신체 나이는 어떻게 평가해야 할까

그렇다면 신체 나이란 무엇일까? 신체 나이는 달력 나이에 대비해 실제 몸의 건강 상태를 나타낸 것으로, 전반적인 건강 상태와 노화 정도를 종합적으로 평가하게 된다. 이와 비슷한 개념으로는 생체 나이, 생물학적 나이[biological age], 건강 나이[health age] 등이 있다. 폐와 심폐, 뇌, 뼈, 근육 나이 등 장기별로 건강 나이를 따로 산출하기도 하고, 중풍이나 심근경색 등 심뇌혈관질환과 만성폐쇄성 폐질환, 유방암, 골절 등 각 질병이나 사고의 발생 가능성을 산출해 위험도를 나이로 만들어 보여주기도 한다.

첫 번째로 신체 나이를 측정하는 가장 고전적 방법은 신체의 기능을 평가하는 것이다. 다음에 나온 표는 2017년 문화체육관광부가 실시한 국민체력실태조사를 이용해 신체 나이를 측정할 때 사용된다.

만약 남성이라면 이 도표를 가지고 자기 신체 나이를 측정할

[그림20] 신체 나이를 가늠할 수 있는 연령별 제자리멀리뛰기 측정 결과표

(단위 : cm)

성별	요인 \ 연령	19~24	25~29	30~34	35~39	40~44	45~49	50~54	55~59	60~64
	N(명)	254	244	244	244	244	253	254	254	155
남자	평균	218.8	213.6	208.8	204.9	197.1	193.0	185.0	176.5	169.2
	표준편차	28.74	24.60	27.68	25.28	30.99	22.01	23.85	23.52	24.73
	최솟값	50.0	153.0	105.0	64.0	50.0	79.0	67.0	78.0	61.0
	최댓값	280.0	272.0	270.0	295.0	261.0	254.0	233.0	224.0	226.0
	중위수	223.0	213.5	212.0	207.0	202.0	197.0	187.0	178.0	169.0
성별	N(명)	254	244	244	244	244	253	254	254	155
여자	평균	153.9	152.0	148.5	144.1	145.9	138.6	131.5	123.5	113.0
	표준편차	27.87	26.25	22.59	22.99	22.71	21.89	22.68	20.68	25.36
	최솟값	64.0	52.0	53.0	71.0	50.0	55.0	50.0	58.0	51.0
	최댓값	221.0	222.0	223.0	196.0	215.0	242.0	194.0	180.0	180.7
	중위수	153.0	152.0	148.5	144.5	148.0	140.0	133.0	123.0	113.0

느리게 나이 드는 기억력의 비밀

[그림21] 신체 나이를 가늠할 수 있는 연령별 윗몸일으키기 측정 결과표

(단위 : 회/1분)

성별	요인 \ 연령	19~24	25~29	30~34	35~39	40~44	45~49	50~54	55~59	60~64
성별	N(명)	254	244	244	244	244	253	254	254	155
남자	평균	47.3	45.5	42.5	39.6	37.7	36.0	33.2	31.4	28.0
남자	표준편차	12.20	11.09	11.81	12.61	12.46	10.21	10.60	9.85	11.79
남자	최솟값	1	10	4	1	0	0	5	2	0
남자	최댓값	74	69	69	78	63	69	59	64	60
남자	중위수	48.0	46.0	43.0	40.0	38.0	37.0	33.0	31.0	28.0
성별	N(명)	254	244	244	244	244	253	254	254	155
여자	평균	31.1	29.6	27.8	24.2	25.5	23.0	20.2	16.4	13.5
여자	표준편차	12.67	12.78	11.52	11.03	11.21	9.95	11.40	10.52	10.22
여자	최솟값	0	0	1	0	0	0	0	0	0
여자	최댓값	65	71	62	58	59	46	52	49	44
여자	중위수	31.0	29.5	27.0	24.0	25.0	23.0	20.0	16.0	12.0

수 있다. 즉 제자리멀리뛰기를 했을 때 186cm를 뛰었다면 신체 나이는 52세가 된다. 그리고 1분 안에 윗몸일으키기를 35회 했다면 신체 나이는 47세가 된다.

만약 한 사람이 제자리멀리뛰기와 윗몸일으키기를 해서 나온 결과라면 아마도 전체 신체 나이는 50세 전후가 될 것이다. 성인기 이후부터는 이처럼 윗몸일으키기나 제자리멀리뛰기 등 나이에 따라 직선적으로 떨어지는 지표가 신체 나이 평가에 가장 많이 사용된다. 대표적인 예로 뼈 건강을 평가하는 골밀도, 각종 근육의 기능과 관절의 유연성, 콩팥과 폐의 기능 등이 있다. 이 경우 폐 나이와 관절 나이 등을 따로 계산할 수 있다.[32]

두 번째는 최근 기능 평가보다 더 많이 사용되고 있는 '위험도 평가'다. 기능 평가가 주로 현재의 신체 상태를 알려주는 데 반해 위험도 평가는 미래의 신체 나이를 예측해 주는 기능이 더 커서 그 중요성이 높아지고 있다. 다음 그래프를 보면 흡연하는 사람과 흡연하지 않는 사람은 폐 기능의 저하 속도에서 큰 차이가 난다는 것을 알 수 있다.

언제든 흡연자가 금연하기 시작하면 폐 기능의 저하 속도가 느려지지만, 그 차이를 완전히 극복하기 어렵다는 것을 알 수 있다. 여기서 45세가 중요한 나이인데, 45세 전에 끊은 사람은 평생 폐 기능 저하로 고생하지 않을 수 있지만, 60세 넘어 금연하면 나이

[그림 22] 금연과 수명의 관계

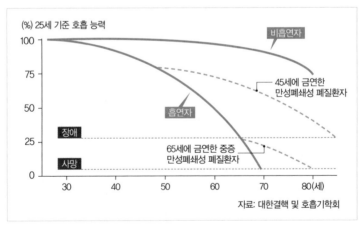

비흡연자가 흡연자보다 수명이 훨씬 길고, 흡연자가 금연하면 기대 수명이 그만큼 늘어나는 것을 보여줌

가 들었을 때 폐 기능 저하로 장애가 발생할 가능성이 높다. 위험도 평가는 흡연처럼 앞으로의 신체 기능에 영향을 주는 요인을 평가하는 것이다.

세 번째는 질병 평가다. 고혈압, 당뇨, 고지혈증, 통풍 등의 질병은 나이 들면서 발병 확률이 증가하지만, 그 정도가 직선적이지 않고 어느 정도의 기준점을 넘으면 위험성이 급격히 높아져 질병이 된다(단 질병이 발생하더라도 약물이나 여러 방법으로 조절을 잘하면 신체 나이는 다시 젊어질 수 있다).

질병의 발생 유무가 중요하고, 질병이 있으면 약물 치료를 필요로 하는 경우가 많아 병원 검진에서 가장 중요하게 생각하는 평가 항목이다. 질병이 늘어나는 중년기를 넘어서면 이 평가의 중요성이 기하급수적으로 높아진다.

같은 나이라도 건강 상태는 제각각이다. 그래서 달력 나이가 아닌 신체의 건강 상태를 나타내는 '신체 나이'가 더욱 중요하다. 5년이 지난 중고차의 상태가 얼마나 많은 거리를 달렸는지, 비포장도로를 얼마나 달렸는지, 사고는 얼마나 났는지, 원래 얼마나 좋은 품질을 가졌는지에 따라 다르듯 신체 나이는 신체 나이에 영향을 주는 여러 요소에 따라 차이가 난다.

초간단 신체 나이 측정법[33]

① **한쪽 다리로 서서 들어 올린 발이 땅에 닿지 않게 한다.** 한쪽 발을 들고 얼마나 버티는지 시간을 측정한다. 한쪽 발을 들고 1분 이상 버티면 60대 이하, 1분 미만이면 70대, 10초 이하면 80대 수준이다.

② **눈을 감은 채 한쪽 다리만 위로 올려 버티기를 한다.** 버티는 시간이 20대는 1분 이상, 30대는 41~50초, 40대는 31~40초, 50대는 25~30초다.

③ **의자에 앉아서 한쪽 다리로만 1분간 '일어났다 앉았다'를 반복한다.** 20대는 21회 이상, 30대는 16~21회, 40대는 11~15회, 50대는 6~10회, 60대는 3~5회, 70대는 2회 이하다.

④ **앉아서 상체를 뒤로 40도 기울인 상태에서 양손을 앞으로 뻗어 10초간 다리 들어 올리기를 한다.** 다리의 각도가 20대는 40도, 30대는 30도, 40대는 20도, 50대는 10도다. 신체 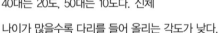 나이가 많을수록 다리를 들어 올리는 각도가 낮다.

⑤ **손바닥을 서로 마주 보게 붙이고 팔꿈치의 끝을 서로 붙인 다음 얼굴 쪽에 댄다.** 이 상태에서 팔을 얼굴 위쪽으로 올린다. 팔 사이로 어떤 부위가 보이는지에 따라 신체 나이가 결정되는데, 눈코입이 다 보이면 10대, 코와 입이 보이면 20대, 입만 보이면

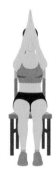

30대, 턱만 보이면 40대, 얼굴의 어느 부위도 보이지 않으면 60대 이상이다.

⑥ **다리를 펴고 허리를 숙이면서 팔을 아래로 뻗는다.** 손바닥이 땅에 닿으면 20대, 손가락 끝이 바닥에 닿으면 30대, 손가락 끝과 지면의 거리가 10*cm* 떨어지면 40대, 20*cm* 이상 떨어지면 50대다.

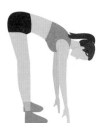

⑦ **뇌의 신체 나이를 테스트하기 위해 100에서부터 7을 계속 빼 나간다.** 40세 미만은 20초 안에 계산하고, 40∼60세는 40초를 넘긴다.

⑧ **피부의 신체 나이를 측정하기 위해 손등을 5초간 꼬집어 잡아 올렸다가 놓는다.** 원래 피부색으로 돌아오는 시간을 재는데 20∼30대는 1∼2초, 40∼50대는 3∼5초, 60대는 10초 이상 걸린다.

⑨ **청력의 신체 나이를 측정하기 위해 라디오 방송의 음량을 1/4 정도 줄이고 들어 본다.** 불분명하게 들리면 신체 나이가 자기 나이보다 다섯 살 이상 많고, 배경음악이나 특정 단어만 들리면 세 살 이상 많은 것이다. 전부 확실하게 들리면 신체 나이가 실제 나이보다 두 살 정도 적다고 보면 된다.

⑩ **구취와 잇몸 출혈이 있는지 확인한다.** 출혈이 있다면 신체 나이를 자기 나이에서 네 살을 더하고 구취가 있으면 한 살을 더한다.

이 10개 항목만으로도 신체 나이를 대략적으로 판단할 수 있다. 그럼 당신의 신체 나이는 몇 살인가?

뇌 나이를
측정하는 방법

신체 나이가 각기 다르듯 뇌 나이도 사람마다 다르다. 그렇다면 뇌 나이는 어떻게 측정해야 할까? 뇌의 나이는 뇌의 모양이나 구조로만 단순하게 확인하는 것이 아니라 다면적으로 평가해야 한다.

첫 번째, 뇌의 구조 나이는 뇌 MRI를 가지고 확인한다. 뇌의 부피를 3차원적으로 변경하여 정상 기준치에 비해 뇌의 부피가 얼마나 줄어들었는지 확인하면 뇌 나이를 가늠할 수 있다.

두 번째, 뇌에 나쁜 단백질이 쌓여 있는지 보는 병리적 변화를 알아보기 위해 아밀로이드나 타우 단백질의 축적 정도를 살펴보는 핵의학 검사 등을 진행한다. 이 검사를 통해 뇌의 노화를 확인할 수 있다.

마지막으로 뇌의 기능을 평가하는 방법이다. 집에서도 간단히 할 수 있는데, 다음은 미국 서던캘리포니아대학교 신경학과 빈센트 포트나제Vincent Fortanasce 교수가 개발한 뇌 나이 측정 자가진단표다. 총 25개 항목으로 이루어져 있는데, 해당되는 항목에 체크해 보자.

1. 매일 7시간 이상 수면을 취한다. ☐

2. 매일 항산화 성분이 풍부한 과일과 채소를 충분히 먹고 있다. ☐

3. 매일 블루베리, 라즈베리 등 베리류 과일을 먹는다. ☐

4. 생선을 일주일에 3회 이상 먹는다. ☐

5. 오메가-3 지방산이나 아마씨 성분이 들어간 건강식품을 주 5회 이상 먹는다. ☐

6. 매일 종합비타민제와 엽산 보조식품을 먹는다. ☐

7. 저용량 아스피린 요법을 유지하고 있다. ☐

8. 일주일에 5회 정도 와인이나 포도 주스를 마신다. ☐

9. 거의 매일 하루에 30분 이상씩 운동을 한다. ☐

10. 독서, 암기, 계산, 분석과 관련한 활동을 주 5회 이상 한다. ☐

11. 총콜레스테롤의 수치가 200mg/dℓ 이하다. ☐

12. LDL(나쁜 콜레스테롤) 수치가 100mg/dℓ 이하다. ☐

13. 기억력 손실 없이 80세 이상을 넘긴 가족 구성원이 있다. ☐

14. 비만이 아니다. ☐

15. 과일, 채소, 통곡물, 콩, 올리브오일 위주의 지중해식 식단을 유지하고 있다. ☐

16. 버터와 마가린 대신 올리브오일 등 불포화지방을 이용해서 요리한다. ☐

17. 흡연한 적이 없다. ☐

18. 혈압 수치가 정상이다. ☐

19. 당뇨가 없다. ☐

20. 대사증후군이 없다. ☐

21. 코골이, 수면무호흡, 불면증 등 수면장애가 없다. ☐

22. 스트레스를 통제할 수 있다. ☐

23. 언제든 즐거운 시간을 함께 보낼 친구와 가족이 있다. ☐

24. 단기 기억 또는 장기 기억장애가 없다. ☐

25. 알츠하이머병을 예방하기 위해 노력할 의지가 있다. ☐

몇 개 항목에 체크했는가? 해당 개수가 23~25개면 자신의 나이에서 15년을 뺀 나이가 현재 자신의 뇌 나이고 매우 건강한 상태다. 20~22개면 자신의 나이에서 10년을 뺀 나이가 현재 자신의 뇌 나이고 신체와 정신 건강을 잘 돌보고 있다. 15~19개면 실제 나이와 뇌 나이가 동일하다고 보면 된다. 12~14개면 자신의 나이에 5년을 더한 나이가 현재 뇌 나이고 치매 위험률이 높은 만큼 생활 습관을 개선하기 위해 노력해야 한다. 마지막으로 0~11개면 자신의 나이에 10년을 더해야 하는데, 뇌의 노화가 상당 부분 진행되었을 확률이 높다. 그러므로 인지 능력에 이상이 있다고 판단되면 병원 상담을 받아 보는 것이 좋다.

나이 들수록 건강한 혈관을 생성하거나 새로운 신경세포의 연결을 만드는 능력이 떨어지기는 하지만, 새로운 뇌세포를 성장시키는 능력을 완전히 잃어버리는 것은 아니다. 신경 발생, 혈관 생성, 새로운 신경 연결을 잘 유지하려면 전반적인 건강을 유지하는 일이 뒷받침되어야 한다는 걸 꼭 기억하라.

뇌를 바꾸는
30일 식단

오늘부터 바로 뇌를 바꾸는 30일 식사 습관 바로잡기를 실행해 보자. 매일 한 가지씩 실천하도록 '실천 강령'을 정하고 그다음 날 새로운 강령을 추가해 실행에 옮긴다(아주 간단한 것부터 조금 번거로운 것까지 난이도별로 도전해 보자). 15일째 되는 날에는 얼마큼 성실히 실행하고 있는지 중간 점검을 한다.

여기서 권유하는 식단은 맥스 루가비어의 《천재의 식단》에 소개된 식단과 영양소 구성은 동일하지만 서구권 식재료가 아닌 한국인에게 익숙한 'K-푸드' 중심으로 짠 것이다. 주변에서 쉽게 구할 수 있는 재료이니만큼 부담 없이 도전해 보자.

구체적인 식단 실천법	체크
1일	**미지근한 물 한 잔으로 아침 시작하기** 몸에 쌓인 노폐물을 깨끗이 씻어내고 뇌세포와 뇌혈관, 몸 구석구석의 신진대사를 활발하게 해준다.	
2일	**밥숟가락으로 들기름 한 큰술 먹기** 항산화 효과와 신경세포의 구성 성분인 오메가-3, DHA가 이 풍부한 들기름을 먹으면 뇌세포의 노화를 막아준다.	
3일	**무가당 요구르트 먹기** 유산균은 장 건강은 물론 노폐물 배출을 촉진시켜 염증 반응을 막아준다. 뇌-장축Brain-Gut Axis 이론에 따르면 장내 염증이 뇌의 염증을 일으킨다고 알려져 있다. 따라서 장 건강이 바로 뇌 건강이다.	
4일	**초록색 채소 먹기** 엽산은 뇌세포와 신경세포를 구성하는 중요한 성분으로, 부족하면 인지기능이 저하되고 치매에 걸릴 확률이 높아진다. 브로콜리, 시금치, 미나리, 깻잎, 양상추 등을 먹는다.	
5일	**뇌에 좋은 닭고기 먹기** 일주일에 2회 불포화지방산이 풍부한 닭고기를 섭취한다. 닭고기에는 단백질뿐 아니라 불포화지방산, 필수아미노산, 신경세포를 돕는 비타민B군, 비타민A가 풍부해 심혈관질환과 당뇨를 예방할 수 있다.	
6일	**매일 견과류 한 줌, 호두 7알 먹기** 뇌를 꼭 닮은 호두를 비롯해 견과류에는 콜레스테롤을 낮추는 불포화지방산이 풍부해 인지기능 저하와 심혈관질환을 예방하는 데 도움이 된다.	

빨간색 채소 먹기

7일

토마토와 딸기, 홍고추 등 빨간색 채소에는 항산화 성분인 리코펜lycopene이 풍부하게 들어 있다. 색소 성분인 리코펜, 엘라그산ellagic acid, 케르세틴 등은 강력한 항산화 효과를 가지고 있어 유해산소를 제거해 준다.

쌀을 현미, 보리, 통밀로 바꾸기

8일

2주 차부터는 주식을 바꿔 보자. 통곡물은 비타민B군과 니코틴산의 함량이 높고, 감마오리자놀을 함유하고 있어 지방의 과산화를 방지하고 혈중 콜레스테롤을 낮춰준다.

꽁치, 고등어 등 등푸른생선 먹기

9일

동물성 오메가-3 지방산은 DHA와 EPA로 이루어져 있다. DHA는 신경세포막의 중요한 구성 성분으로 신경세포의 기능 유지에 중요한 역할을 하고, EPA는 뇌혈류 개선에 탁월한 효과가 있어 심장병과 뇌졸중을 예방해 준다.

뇌에 좋은 보라색 식품 먹기

10일

블루베리, 라즈베리 등 베리류와 가지 등 보라색 식물에는 뇌세포를 보호하는 항산화 성분인 안토시아닌이 풍부하다. 특히 비타민C, 비타민E, 베타카로틴 등 항산화 성분이 풍부해 면역력을 높이고 질병을 예방하고 노화를 막아주고 만성 신경퇴행성질환을 예방하는 데 탁월한 효과가 있다.

커피 대신 녹차 마시기

11일

커피에 들어간 카페인은 각성 효과에 좋지만 몸 밖으로 배출될 때까지 38시간이 걸리고, 칼슘을 배출하고 불면을 유도하고 역류성식도염을 일으킨다. 녹차에 들어 있는 카테킨은 항산화 효과가 커서 유해산소로부터 신경세포를 보호해 신경세포가 빨리 탈락하는 것을 막아준다.

12일

점심은 뇌에 좋은 카레라이스 먹기

카레의 원료인 강황은 항산화 성분이 풍부하게 들어 있어서 치매 예방에 도움이 되는데, 특히 항산화 성분인 커큐민이 풍부하다. 커큐민은 치매를 일으키는 베타아밀로이드 단백질을 제거해 준다.

13일

부추잡채 먹기

부추에는 비타민A와 C, 칼슘, 철, 카로틴 성분이 풍부해 강력한 항산화와 혈당 강하 효과를 볼 수 있다.

14일

커피 대신 복분자 먹기

폴리페놀의 일종인 갈산gallic acid과 케르세틴은 강력한 항산화와 항염증 효과가 있어 신경세포를 보호하고 혈행 건강을 지켜준다.

15일

중간 점검! 오늘 먹은 음식 기록하기

식사일기를 쓰면 기억력이 향상되고, 비만을 예방하며, 식습관을 돌아보게 되고, 뇌에 좋은 식품을 얼마나 먹었는지 확인할 수 있다.

16일

3주째부터 뇌에 좋은 콩 먹기

대두, 쥐눈이콩, 강낭콩 등 콩류에는 이소플라본(여성 호르몬인 에스트로겐과 유사한 기능을 담당하여 '식물성 에스트로겐'이라 불림) 등 뇌세포를 보호하는 항산화물질이 풍부하게 들어 있다.

17일

미나리 먹기

미나리는 비타민A·C와 플라본, 칼륨, 칼슘, 철분 등이 풍부한 알칼리성 식품으로 엽록소, 엽산, 철분 함유량이 풍부해 빈혈을 예방하고 혈류를 개선해 혈압 강하 효과를 볼 수 있다. 특히 카바크롤carvacrol은 강한 항염증 작용으로 신경세포 보호 효과가 있다.

면역력에 좋은 도라지생채 먹기

18일

도라지에는 플라티코사이드platycoside라는 사포닌 성분이 풍부해 항염증 효과와 면역력 증강 효과가 있으며, 기억력을 향상시켜 준다.

디저트로 빵 대신 아보카도 먹기

19일

깨끗하고 건강에 좋은 지방산을 많이 함유한 아보카도는 LDL 콜레스테롤을 낮추는 식물 콜레스테롤이 풍부하고 강력한 항산화물질인 글루타티온glutathione 수치가 높다. 버터 대신 사용하거나 바나나와 함께 곤죽으로 만들어 디저트로 먹는다.

깻잎으로 한 끼 뚝딱 해치우기

20일

빈혈을 예방해 주는 철분 외에 칼륨, 철분, 망간, 칼슘 같은 미네랄을 함유하고 있어 신경세포의 기능 유지에 좋다. 또한 오메가-3, 알파리포산alpha-lipoic acid, 비타민A·B·C, 리보플라빈, 베타카로틴, 엽산, 식이섬유가 풍부해 항산화 효과와 신경세포 보호 효과가 크다.

고구마 넣고 영양밥 짓기

21일

고구마는 비타민A·B군, 트립토판tryptophan, 칼륨, 망간, 식이섬유가 풍부한 뿌리채소다. 당뇨 예방 효과가 있으며, 강력한 항산화물질인 슈퍼옥시드 디스무타아제superoxide dismutase와 카탈라아제catalase 함량이 높아서 고혈압을 예방해 주고 노화를 막아준다.

아침에 송이버섯국 먹기

22일

버섯은 셀레늄, 철분, 비타민C, 단백질, 식이섬유가 풍부한데, 송이버섯은 특히 항암 효과가 높다고 알려져 있다. 버섯은 유해산소를 제거해 노화를 막아주고 신경세포 활성화를 도와준다.

단감김치 먹기

23일 감에는 식이섬유, 비타민A·C, 베타카로틴, 철분, 칼슘, 폴리페놀, 타닌이 풍부하게 들어 있다. 비타민C와 베타카로틴은 강력한 항산화 작용으로 노화를 억제하고 신경세포를 보호한다. 또한 김치로 먹으면 김치에 들어 있는 풍부한 유산균이 장 건강에 도움을 준다.

참깨 먹기

24일 참깨는 미네랄이 풍부한 식품으로 칼슘, 마그네슘, 아연, 망간, 철분, 비타민, 섬유소의 보고다. 또한 참깨에는 항암 성분인 리그닌^{lignin}이 풍부하다. 탈곡하지 않은 참깨 씨를 가루로 빻아 샐러드와 채소 요리에 뿌려 먹으면 좋다. 살짝 볶아서 가지, 병아리콩, 파, 마늘과 섞으면 건강에도 좋고 맛있는 반찬이 된다.

딸기로 가벼운 저녁식사 하기

25일 엽산, 플라보노이드, 철분, 비타민C가 풍부한 딸기는 식이섬유소와 칼륨의 좋은 원천이면서도 열량이 매우 낮다. 저녁식사 대용으로 딸기를 바나나와 함께 먹으면 다음 날 아침 몸이 가볍다는 느낌이 든다.

굴전 시도하기

26일 100g당 183$kcal$로 열량이 낮은 굴은 양질의 단백질을 가지고 있으며, 오메가-3 지방산, 비타민A·B·E 함량이 높고 바다의 우유라고 불릴 만큼 칼슘의 농도가 높다. 미네랄 성분이 풍부해 신경계 기능을 강화시켜 준다.

명태(황태) 해장국 먹기

27일 명태는 단백질, 비타민A, 니아신niacin, 칼슘, 레티놀이 풍부한 겨울 생선이다. 레티놀은 눈을 보호해 시력을 유지시켜 주고, 니아신은 인지기능이 떨어지는 것을 막아주며 알츠하이머병을 예방해 주는 효과가 있다.

매일 아침 토마토 먹기

28일 암과 관련해 토마토는 최근 뜨거운 화제가 되고 있다. 토마토의 항암 피토케미컬로 알려진 것이 리코펜이다. 이는 전립선암, 자궁암, 폐암, 결장암 등 암 예방에 효과적이다.

현미 약밥 먹기

29일 현미는 항산화 작용과 면역기능 강화 효과가 있는 셀레늄, 대장암의 위험성을 감소시켜 주는 식이섬유, 인슐린 대사에 관여해 당뇨병 위험을 줄여주는 마그네슘, LDL 콜레스테롤을 낮추는 감마오리자놀 등 뇌 건강을 지켜주는 요소가 풍부한 통곡물이다.

건강한 한 달의 마무리! 간헐적 단식 도전

30일 8시간 식사 16시간 금식에 도전해 보자. 간헐적 단식은 소식을 통해 얻을 수 있는 건강상의 이점이 많다. 즉 수명 연장, 인슐린 저항성 개선, 암과 치매, 당뇨, 심혈관질환 예방 등의 효과가 있다.

느리게 나이 드는 기억력의 비밀

뇌를 바꾸는
30일 운동 루틴

뇌를 바꾸는 운동 루틴은 크게 근력 강화 운동(근), 유산소 운동(유), 유연성 운동인 스트레칭(스), 인지기능 개선 운동(인)으로 구성되어 있다(다음에 나온 표를 보면 간단하게 '**근**, **유**, **스**, **인**'으로 표기했다).

모든 운동을 한 번씩 돌아가며 해 보기를 권한다. 그러고 나서 그중 자신에게 맞는 것을 골라 30일간의 운동 루틴에 골고루 넣어 보자.[34]

1일

🪑 앉았다 일어서기

단순하지만 별이 5개일 정도로 중요한 운동이다. 자기 체중을 이용하는 운동으로, 허벅지 근육과 엉덩이 근육을 발달시키고 근력이 좋아진다. 집과 사무실에서 틈나는 대로 반복한다.

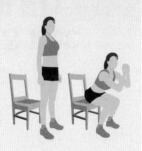

🚴 런닝머신(평지 걷기) 뛰기나 고정식 자전거(간단한 운동용 기구) 타기

1일 운동과 마찬가지로 가장 중요한 운동이며, 중간 또는 고강도로 수행한다. 명심할 것은 천천히 늘려 나가야 한다는 것이다. 꼭 런닝머신에서 해야 하는 건 아니다.

2일

중간 강도
① 10점 스케일의 자각인지도에서 5~6점에 해당하는 수준
② 시간과 빈도: 최소 30분, 주 5회

고강도
① 10점 스케일의 자각인지도에서 7~8점에 해당하는 수준
② 시간과 빈도: 20~25분, 주 3회

중간 강도+고강도
① 중간 강도와 고강도의 운동을 번갈아 가며 수행
② 시간과 빈도: 20~30분, 주 3~5회

느리게 나이 드는 기억력의 비밀

3일

⛰ 견갑골 쥐어짜기

움츠러든 앞가슴 근육을 스트레칭하면서 어깨를 펴는 운동이다. 허리를 곧게 펴고 턱을 당긴 채 가슴을 활짝 펴면서 어깨를 뒤로 밀어 견갑골 사이가 좁아지면서 아래로 내려가도록 죈다. 이를 3초간 유지하고, 10회 반복한다.

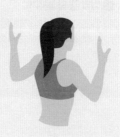

4일

🧠 선 따라 걷기

이 운동은 치매 예방을 위한 운동으로 주 3~5회, 20~30분씩 한다. 먼저 테이프를 바닥에 직선으로 붙이고, 그 위를 최대한 똑바로 걷는다. 다음에는 직선 위를 지그재그로 걷는다.

5일

💪 윗몸일으키기

복근 강화에 가장 좋은 운동으로 천천히 호흡에 맞춰 진행한다. 모든 근력 운동은 호흡에 맞춰 천천히 할 때 더 효과적이다. 복근이 약하거나 허리 통증이 있으면 윗몸일으키기가 힘들 수 있는데, 이런 경우 기능 향상과 통증을 줄이기 위해 복근 강화 운동이 꼭 필요하다. 다만 요령이 필요한데, 허리에 무리가 가지 않는 선에서 복근에 힘을 주고 목과 상체만 살짝 일으켜 약 5초간 멈췄다가 내리기를 반복하면 훌륭한 복근 운동이 된다.

6일

⛰ 어깨 돌리기

가슴을 펴고 목을 똑바로 세운 자세에서 양어깨를 앞에서 뒤로 원을 그리듯 돌린다. 그리고 반대로 뒤에서 앞으로 돌린다.

🧍 허리 근육 늘리기

7일

서 있는 상태에서 허리를 구부려 머리를
다리에 붙이고 팔로 무릎을 감싸 안는다.

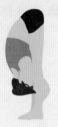

🧍 허리 젖히기

8일

양손으로 엉덩이를 받치고 허리를 최대한 뒤로 젖힌다.

🏋 팔굽혀펴기

9일

가슴 근육과 팔 근육을 발달시키는 데 좋다. 근력이 좋으면
바닥에 엎드려서 하고 여성이나 근력이 약한 사람은 책상을
잡고 45도 각도로 한다. 틈나는 대로 이 동작을 반복한다.

🏋 짐볼 위에서 운동하기(행진하기)

10일

짐볼 위에서 바른 자
세로 앉아 체중을 이
용해 볼에 반동을 주
며 행진하듯 걷는다.
이때 양팔을 흔들면서
무릎을 들어 올리며
걷는다. 이 동작은 균
형 감각에 영향을 주
어 소뇌의 기능을 향
상시키는 데 좋다.

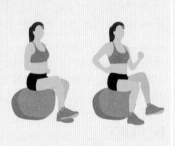

🏊 슈퍼맨 자세

엎드린 자세에서 팔을 앞으로 뻗은 뒤 상체와 하체를 들고 5초 간 멈췄다가 내리기를 반복한다. 그러면 등 근육이 탄탄해지고 등이 구부정해지지 않는 등 곧은 자세를 갖게 된다.

11일

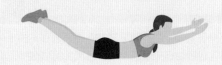

🏊 옆구리 스트레칭

서서 양다리를 엇갈려 꼰 채로 한쪽 골반 을 옆으로 밀고 몸통은 반대쪽으로 밀면서 내려간다.

12일

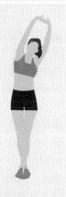

💪 뒤로 팔굽혀펴기

허리를 편 상태를 유지하면서 천천히 팔꿈치를 굽혀 아래로 내려간다. 팔의 뒷부분 근육과 등 근육이 발달되는데, 운동으 로 어깨가 넓어지지 않을까 걱정하는 여성에게 좋다.

13일

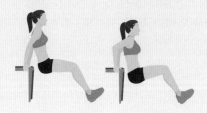

14일 **⚡ 어깨 올리기**

목의 옆 근육을 늘리고 강화하는 운동이다. 어깨를 귀 쪽으로 최대한 들어 올려 3초간 멈췄다가 툭 떨어뜨린다. 이 동작을 10회 반복한다.

15일 **⚡ 턱 당기기**

목 뒤쪽을 늘리는 운동이다. 의자에 바른 자세로 앉아 머리를 숙이되 앞을 보면서 턱만 서서히 당겨 3초간 멈춘다. 이 동작을 5~10회 반복한다.

16일 **🔴 짐볼 위에서 비대칭으로 팔 뻗기**

먼저 반동을 주며 두 손을 어깨에 올린다. 다시 반동을 주며 오른팔은 위로, 왼팔은 옆으로 뻗는다. 처음 동작으로 돌아갔다가 오른팔은 옆으로 왼팔은 위로 뻗는다.

17일 **⚡ 복식 호흡**

편안하게 눕거나 앉은 자세에서 손을 복부에 얹는다. 숨을 들이마실 때 복부에 얹은 손을 민다는 느낌으로 복부와 옆구리 부위가 최대한 부풀도록 천천히 들숨을 유지한다. 숨을 내뱉을 때는 반대로 부풀었던 부위가 들어가도록 천천히 날숨을 유지한다. 이 동작을 20회 반복한다.

18일 **⚡ 앉아서 몸통 돌리기**

척추 주위 근육을 풀어주기 위한 운동이다. 바른 자세로 앉아 팔짱을 끼고 몸통이 늘어나는 느낌이 들 때까지 서서히 비틀고 나서 3초간 그 자세를 유지한다. 좌우 교대로 5회씩 반복한다.

🏊 허리 굽혀 몸통 돌리기

선 자세에서 발은 어깨너비 정도로 벌리고, 팔은 편 채로 어깨높이만큼 양옆으로 올린다. 고관절을 90도로 숙인 채 오른손을 왼발로 향하게 하고 몸통을 돌려준다. 이때 왼손은 하늘을 향해 찔러준다. 다음에는 왼손을 오른발로 향하게 하고 몸통을 돌리며 마찬가지로 반대쪽 손을 하늘을 향해 찔러준다. 이런 식으로 좌우 몸통 돌리기를 번갈아 가며 20회 반복한다. 과도하게 숙여 요통이 발생하지 않도록 반드시 지면과 수평이 되게 허리를 편 상태로 이 동작을 수행한다.

19일

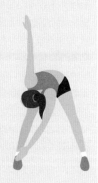

🏓 의자에 앉아 양손으로 공 던져 받기

손의 감각과 공간지각 능력을 키울 수 있다. 바른 자세로 의자에 앉아서 한 손에 공을 쥔다. 시선을 정면에 고정시킨 채 공을 위로 던져 다른 손으로 받는다. 양손을 번갈아 가며 이 동작을 실시한다. 시선은 최대한 정면에 고정시켜 둔 채로 공의 위치를 예상해 동작을 수행한다. 이를 20회 반복한다.

20일

🏓 의자에 앉아 무릎으로 공 누르기

허벅지 근육을 단련시키는 운동이다. 의자에 앉아 무릎 사이에 공을 끼우고, 양손으로 의자 손잡이를 잡는다. 최대한 강하게 공을 누른 뒤 10초간 유지한다. 이 동작을 3번 반복한다. 이때 상체에 지나치게 힘을 주지 말고, 발바닥이 지면에서 떨어지지 않도록 주의한다.

21일

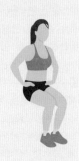

🦵 발 앞꿈치 들고 벽에 기대어 앉았다 일어나기

하체 근육을 단련시키는 운동이다. 선 자세에서 등과 엉덩이를 벽에 기댄 채 발은 한 걸음 정도 앞으로 내민다. 등과 엉덩이가 벽에서 떨어지지 않도록 주의하며 발 앞꿈치를 들고 앉았다 일어나기를 반복한다. 무릎을 구부린 상태로 5초간 유지하고, 10회 반복한다. 이때 무릎에 체중이 과도하게 실리는 것을 막기 위해 무릎을 구부릴 때 무릎의 위치가 발보다 앞으로 나오지 않도록 한다.

22일

🧍 일자로 서서 공 주고받기

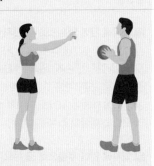

두 사람이 하는 운동이다. 두 발을 일자로 나란히 위치시킨 뒤 똑바로 선다. 최대한 균형을 유지하며 파트너와 공을 주고받는다. 20회 반복한다. 만약 파트너가 없다면 단단한 벽을 앞에 두고 같은 자세로 운동한다.

23일

🧍 앞뒤로 박수치기

24일

똑바로 선 자세에서 양팔을 최대한 편 채로 몸통 앞과 뒤로 박수를 친다. 걸으면서도 이 동작을 할 수 있는데 20회 반복한다.

🏋 손목과 발목 돌리기

25일

허리를 똑바로 펴고 앉은 상태에서 다리를 뻗고, 팔은 주먹을 쥔 채 앞으로 뻗는다. 손목과 발목으로 최대한 크게 원을 그리는 동작을 천천히 수행한다. 바깥쪽과 안쪽으로 돌리기를 각각 10회씩 반복한다.

🏋 다리 구부려 허리 비틀기

26일

누워서 양팔은 벌리고 다리는 쭉 편 상태에서 오른쪽 다리를 구부려 반대편으로 넘긴다. 이때 왼쪽 팔은 오른쪽 무릎을 누르고 고개는 오른쪽으로 돌린다. 허리와 골반 부위에 최대한 힘을 뺀 채 이 자세를 유지한다. 좌우 번갈아 가며 실시하고 15초씩 3번 반복한다.

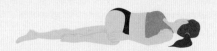

🧠 밸런스볼(또는 베개) 위에서 밴드 운동하기

27일

몸의 균형 감각과 인지 능력을 키우기 위한 운동이다. 먼저 밸런스 보드 위에서 한 다리로 중심을 잡고 선다. 이때 지지하고 있는 다리의 무릎을 살짝 굽혀 균형을 유지한다. 밴드를 잡은 양손을 한쪽 허리 위에 얹은 상태에서 한 손으로 칼을 뽑듯 밴드를 반대쪽 어깨 방향으로 천천히 잡아당기고 이 자세를 5초간 유지한다. 그리고 처음 자세로 돌아와서 반대쪽도 같은 방법으로 실시한다. 좌우 번갈아 가며 5초씩 10번 반복한다.

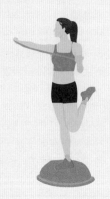

🦶 발가락으로 수건 잡기

28일

발 근육을 키우는 운동으로, 특히 족저근막염을 앓는 사람에게 좋다. 먼저 한 다리로 서서 중심을 잡고, 양손은 허리 위에 얹는다. 이때 지지하고 있는 다리의 무릎을 살짝 굽혀 균형을 유지한다. 다른 발의 발가락으로 앞에 놓인 수건을 들어 올리고, 시계 방향(앞→옆, 옆→뒤)과 반시계 방향(뒤→옆, 옆→앞)으로 옮기며 올렸다 내려놓기를 반복한다. 반대쪽 다리도 같은 순서로 실시하되 좌우 번갈아 가며 5회 반복한다.

🦶 의자 자세로 앉았다 일어나기(스쿼트 자세)

29일

발을 어깨너비만큼 벌리고 발끝은 약간 바깥쪽으로 향하도록 한다. 등을 곧게 펴고 가슴을 앞으로 내밀면서 복부에 힘을 준다. 이후 무릎을 구부리면서 엉덩이를 뒤로 내밀고 몸을 아래로 내린다. 이때 무릎이 발끝을 넘지 않도록 주의한다. 가능한 한 허벅지가 바닥과 평행이 될 때까지 몸을 내렸다가 천천히 원래 자세로 올라온다. 무리하지 않는 선에서 10회 반복한다.

🔺 사지 털기(모관 운동)

30일

말초신경을 자극하고 혈행을 돕는 운동이다. 먼저 누운 자세에서 팔과 다리를 위로 곧게 뻗는다. 사지에 있는 먼지를 털어내듯 손목과 발목을 가볍게 흔들어준다. 이 동작을 10초씩 3번 반복한다. 이때 허리의 과도한 움직임으로 인한 요통을 방지하기 위해 복부에 힘을 주고 몸통을 고정한 채로 이 동작을 수행한다.

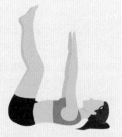

뇌를 바꾸는
30일 감정 습관

　현대인의 뇌는 휴식이 필요하다. 크고 작은 사건으로 스트레스를 받는 환경에서 뇌는 식단과 운동만으로 건강하게 제 기능을 발휘하기 어렵기 때문에 쉼이 필요하다.

　다음은 매일 지루하기 않게 실천할 수 있는 힐링 습관을 예를 들어 정리한 것이다. 사람마다 힐링이 되는 포인트가 다를 수밖에 없으므로 참고가 됐으면 하는 바람을 담아 한 주씩 주제를 정해 나눠놓았다. 마음에 드는 것부터 매일 하나씩 선택해 실천해 보자.

1주차:
나를 향해 떠나는 여행

- **호흡에 집중하며 명상하기**

  호흡에는 여러 가지 미세한 움직임이 동반된다. 가슴과 복부
  가 늘어났다가 수축하고, 코를 통해 공기가 들어갔다가 나간
  다. 중간에 잡념이 떠오를 때면 미세한 움직임에 집중하며
  주의를 호흡으로 돌려놓는다.

- **좋아하는 감각에 집중하기**

  좋아하는 음악을 듣거나 반려동물을 품에 안은 채 포근하고 부
  드러운 촉감을 즐긴다. 좋아하는 향을 맡거나 마음 편한 사람
  과 맛있는 식사를 하는 것도 좋다.

- **하루 중 짧게라도 나만의 시간 갖기**

  정신없이 바쁘게 돌아가는 현재의 삶과 잠깐 거리를 두는 시
  간을 갖는다. 5분도 좋고 10분도 좋다. 몇 번 해 보면 점심시
  간 다음으로 가장 좋아하는 시간이 될 것이다.

- **의식적으로 몸 움직이기**

  운동은 잡념을 줄여준다. 좋아하는 운동을 하면서 자기 몸의
  움직임에 집중하며 움직일 때마다 느껴지는 감각에 주의를
  기울이다 보면 어느새 쓸데없는 생각이나 긴장감을 털어낼

수 있다.

- **움직이기 어렵다면 멋진 풍경이 담긴 영상 찾아 감상하기**

  움직이기 어려운 상황이라면 6분 동안 영상을 본다. 자연 풍경을 본 사람이 도심 풍경을 보는 사람보다 인지적 과제에서 더 높은 점수를 받았다는 연구 결과가 있다.

- **버킷리스트 작성하기**

  스트레스도 스트레스지만 뇌에는 반복되는 업무가 가장 해로운 영향을 미친다. 뇌가 지쳐 있을 때 버킷리스트(하기 싫은 일을 적는 것도 좋다!)를 작성하면서 기분을 전환시켜 준다.

- **버킷리스트를 이루기 위한 작은 실천 방법 정하기**

  버킷리스트 3~5개를 선택해 일단 시작하되, 구체적으로 기한을 정한다. 또한 블로그나 SNS를 통해 자신의 버킷리스트를 공개하는 것도 좋다.

2주차:
확실하게 쉬어 가는 한 주

- **산책하기**

  산책은 긴장된 몸과 마음을 빠르게 풀어준다. 업무 중 심한 스트레스를 받았다면 밖으로 나가 잠깐 산책을 한다.

- **호흡에 집중하며 명상하기**

- **행복한 마음으로 건강한 간식 먹기**

  공복 상태는 스트레스와 긴장감을 높일 수 있다. 이때 지방이나 당이 많은 간식은 역효과를 일으킬 수 있으므로 사과, 그래놀라바, 다크초콜릿 등 건강한 음식을 천천히 음미하듯 먹는다.

- **식물 기르기**

  자연을 접하는 것만으로 스트레스, 불안 증상이 완화된다. 스트레스 지수가 높을 때 신선한 공기를 마시면서 화분에 물을 주고 잡초를 뽑다 보면 높았던 혈압과 맥박이 낮아질 것이다.

- **셀프 마사지하기**

  책임감과 과다한 업무로 심신이 지친 날에는 작은 사치를 누리겠다는 생각으로 전신 마사지를 받아 보라. 부었던 발이 줄어들어 신발이 크게 느껴지는 신기한 경험을 할 것이다.

- **차분한 음악에 몸 내맡기기**

  불경이나 만트라를 듣거나 성경 구절을 외우거나 자신이 좋아하는 가사 없는 노래나 클래식 음악을 들으면 마음이 차분해진다. 느리거나 슬픈 음악만 아니라면 천연 호르몬이 분비되어 심신이 편안해질 것이다.

3주차:
액티브한 활동으로 온몸의 피로 날려버리기

- **적극적인 휴식 계획하기**

  휴식은 건강과 활력뿐 아니라 창의성, 사회적 유대감까지 높여준다. 보다 나은 삶을 살려면 적극적인 휴식의 기술을 익힐 필요가 있다.

- **적극적인 수면 계획하기**

  토요일 저녁에는 평소보다 일찍 잠자리에 든다. 그리고 다음 날 아침 7시쯤 일어나 한적한 거리를 걷거나 극장에 가서 소소할인 영화를 본다.

- **주변의 낯선 장소 찾아가기**

  낯선 장소를 발견하면 지루하게 느껴졌던 도시가 흥미로운 곳이었음을 깨닫게 된다.

- **나만의 테마 여행 즐기기**

  가까운 곳으로 여행을 떠나 지금까지 경험하지 못한 장소에 대한 스토리를 만들어 보자. 예를 들어 성수동에 간다면 '구두거리'에 대한 역사를 정리해 보는 것이다. 이처럼 소소한 삶의 순간도 여행이 될 수 있다.

• 시속 6㎞로 빠르게 걸으며 조깅하기

아침에 평소보다 일찍 일어나 빠르게 걸어 본다. 이런 동적 휴식은 일상생활에서 쉽게 누릴 수 있다. 출퇴근할 때나 이동할 때, 졸음을 쫓고 집중력을 높이고 싶을 때 빠르게 걷는 것도 좋다.

• 적극적으로 '사회교류적 휴식'에 도전하기

사회교류적 휴식은 일본 직장인 사이에서 인기가 있었던 '익스트림 출근Extreme Shussha' 사례에서 찾아볼 수 있다. 사실 대부분의 직장인은 아침 출근길에 '아, 단조롭고 반복되는 생활에서 벗어나고 싶다'라는 생각을 해 봤을 것이다. 이런 지루하고 우울한 아침을 조금이라도 유쾌하게 보내고 싶어 다양한 활동으로 출근 전 시간을 즐기는 것이 인기를 끌고 있다. 익스트림 출근은 관광, 레저, 음식 등 새벽에 경험할 거라고 생각하지 못했던 일을 출근 시간 전 다른 사람들과 함께 즐기는 것이다.

• 고강도 힐링 운동에 도전하기

예를 들면 클라이밍 같은 고강도 힐링 운동에 도전해 보라. 클라이밍은 70kg 성인 기준 한 시간에 588$kcal$가 소모되는데, 격렬한 운동으로 알려진 테니스(493$kcal$)나 에어로빅(457$kcal$)보다 많다.

느리게 나이 드는 기억력의 비밀

4주차:
변화로 가는 진정한 휴식

- **30분 수영이나 명상으로 신경 이완시키기**

  평일 퇴근한 뒤 30분 정도 수영을 하면 정신이 맑아지고 활력이 생긴다.

- **멈춤이 아니라 당장 변화 시도하기**

  휴식은 활동 내용을 바꾸는 것이다. 대뇌피질에 있는 10억 개 이상의 신경세포는 각각 다른 기능을 한다. 이들은 서로 다른 영역을 형성하고 있으며, 서로 다른 방식으로 배열되어 있다. 즉 한쪽 영역이 활성화된 상태일 때 다른 영역이 쉴 수 있으므로 활동 내용을 바꾸면 뇌의 다른 부분을 쉬게 해줄 수 있다.

- **삶에 기회를 주는 진정한 공부하기**

  삶에 대한 태도가 바뀌는 공부가 진짜 공부라는 생각으로 이제껏 따르던 루틴에 1% 변화를 줌으로써 자기 삶을 변화시키도록 노력해 보자.

- **휴식이 필요할 때 언제 어디서 어떤 방식으로 쉴 것인지 계획하기**

  계획이라면 하면 부담을 느낄 수 있는데, 이때 중요한 점은 잘 쉬어야 한다는 것이다. 계획한 휴식 루틴에 익숙해지면 숨쉬기 운동처럼 자연스러워진다.

- **훈련이 필요한 휴식, 제대로 일한 자신에게 휴식 선물하기**

  의도적 휴식의 전제는 의도적 연습이다. 베를린음악학교의 학생들은 세 차례의 연습 시간을 알차게 보내고 중간 쉬는 시간에는 푹 쉬었다고 한다. 연습벌레일 거라는 일반적 생각과 달리 이들은 기껏해야 하루에 4~5시간 연습했을 뿐이다.

- **시간이 없으면 2분만 걷기**

  오래 앉아 있는 것은 만성 흡연에 맞먹는 건강 위협 요인이다. 2분만 걸어도 앉아 있기의 부정적 영향을 피할 수 있고, 사망에 이를 확률을 33%나 줄일 수 있다.

- **봉사활동으로 뇌 건강 챙기기**

  봉사활동을 하면 우울 증상이 감소할 뿐 아니라 전반적으로 건강 수준이 높아진다.

- **30일간 휴식 프로그램으로 달라진 자신의 삶 정리하기**

  지금껏 경험하지 못한 휴식 프로그램을 진행하면서 달라진 뇌와 마음, 신체 기능을 정리해 본다. 가장 도움이 된 휴식을 체크하고 다음 달 휴식 프로그램을 계획한다.

- **삶에 대한 열정을 불러일으키는 휴식이 가장 좋은 휴식**

  기본적 실천으로 '피곤하게 만드는' 문제를 해결하고, '소극적' 휴식을 '적극적' 휴식으로 대체한다. 이때 가장 좋은 방법은 스스로 알아내는 것이다.

환자 사례를 통해 배우는
솔루션 인덱스

사례1 늦은 나이에 결혼해서 초등학교 1학년 아들을 키우고 있는 48세 H씨는 일할 때 집중력이 떨어져 업무 처리가 제대로 이루어지지 않는다고 했다. 평소 아이랑 잠을 자다 보니 수면의 질이 떨어진 상태였다. 인지 검사에서도 집중력 검사 수치가 매우 떨어져 실제로 업무 처리가 어려웠을 것으로 추정되었다.

Solution 불면의 원인이 되는 아이와의 잠자리를 서서히 분리하도록 했고, 멀지 않은 거리는 걸어 퇴근하도록 권했다. 3개월쯤 지난 시점부터 기억력이 좋아지고, 만성피로도 많이 해소되었다.

참고: 214~219쪽

사례2 80세의 나이에도 자기 사업을 하고 있는 K씨는 단어를 잊어버리고, 사업 보고서 글이 잘 이해되지 않고 읽어도 기억이 나지 않는 전형적인 건망증으로 병원을 찾았다. 치매와 관련된 정밀 검사를 진행한 결과 치매 고위험군으로 판명되었다. 80세의 치매 발병률은 21%다.

Solution 8년이 지난 지금 K씨는 치매 진단을 받았을 확률이 높다. 그러나 그는 늦은 나이에 운동을 시작했고 꾸준히 운동한 결과 오히려 건망증이 나아졌으며, 처음 병원을 찾아왔을 때와 비교해 치매 위험성도 더 낮아졌다. 현재는 치매 걱정 없이 건강한 하루하루를 보내고 있다. 그가 고위험군이었다는 사실은 의사인 나만 알 뿐 주변 사람들은 거의 모른다.

참고: 141~142쪽

사례3 대학교수인 K씨는 강의 도중 단어가 잘 떠오르지 않고, 기억력이 많이 떨어지며 아무 일을 하지 않아도 계속 지친다고 진료실을 방문했다. 그는 업적을 쌓아야 한다는 강박에 과도하게 업무를 맡아 항상 바쁜 상태이다 보니 스트레스를 많이 받고 있었다. 인지기능 검사를 해 보니 언어적 기억력에 있어 초기 학습 능력이 저하되어 있었다. 특히 언어 기능이 하위 1% 이하로 떨어진 상태였다.

Solution 스트레스 지수는 만점에 가까운 점수가 나왔고 혈압이 높았고 발의 혈액순환도 원활하지 않았다. K씨에게는 혈압과 건강 상태(주로 건강검진 항목)를 꼼꼼히 챙기고, 운동을 통해 혈액검사 이상 수치부터 개선해 나가도록 했다. 그는 작은 목표를 설정하고 건강과 스트레스를 관리해 나가면서 상태가 점점 호전되어서 10년이 지난 현재, 더 명민한 정신을 유지하며 지식집약적인 연구를 계속하고 있다.

참고: 60∼65쪽, 186∼187쪽

사례4 57세 S씨는 정신이 맑지 않고 목 뒤쪽이 불편해서 내원했다. 최근 늘어 불편한 느낌이 들고 어떤 일에도 흥미를 느끼지 못하고 기분도 우울하다고 했다. 몸무게도 많이 늘고 활동량이 예전과 비교해 눈에 띄게 줄었다고 했다. 게다가 길을 잘 잃어버리기도 하고 물건을 어디에 두었는지 모를 정도로 기억력이 떨어져 병원을 찾게 되었다고 말했다.

Solution 뇌 MRI나 병리적 검사에서 초로기 치매를 의심할 만한 어떤 증거도 없었다. S씨는 치매인 친정어머니를 모시면서 24시간 간병에 지친 상태였다. 먼저 S씨에게 친정어머니를 데이케어센터에 등록해 하루 여덟 시간 정도 개인 시간을 가지라고 권했다. 그리고 그 시간에 햇빛을 보며 걷는 운동과 취미 활동을 하도록 했다. 6개월이 지난 뒤 S씨의 인지기능은 완전히 회복되었고, 5년이 지난 지금까지 인지기능과 관련된 어떤 문제도 없다.

참고: 144쪽, 181쪽, 186~187쪽

사례5 67세 P씨는 한 달 반 동안 빠르게 진행되는 인지기능 저하와 사지 마비, 발음이 어눌해진 증상으로 중풍(뇌졸중)이 온 것 같다는 말을 듣고 응급실로 내원했다. 장남이 미국으로 이민 간다는 소식을 들은 뒤 두 달에 걸쳐 체중이 8kg 정도 감소했는데, 내원하기 2주 전부터는 급격하게 힘이 떨어졌다고 하더니 걷는 것조차 힘들어 보였다. P씨의 여러 신경계 이상 증상은 지나친 식욕 저하에서 비롯된 근감소증, 이로 말미암아 전해질 이상이 발생해 생긴 것이었다.

Solution 초기에는 수액 치료로 전해질과 무기질을 충분히 보충해 주었으며, 식단을 단백질 위주로 바꾸었다. 전해질, 무기질, 단백질을 보충 변경하는 것만으로 여러 증상이 2주 안에 거의 회복되었다.

참고: 116~125쪽

사례6 47세 K씨는 브레인포그로 내원했다. 그는 완벽한 운동 스케줄에 건강한 식단, 게다가 영양제까지 충분히 복용하는 중이라고 했다. 그러면서 몸에 좋은 것 위주로 식단을 구성하는데도 자꾸 살이 찌고 여기저기 아픈 데가 생긴다고 하소연했다. 진료 결과 그의 가장 큰 문제점은 그 자신이 건강에 좋다고 생각했던 확인되지 않은 '식단'과 '영양제'였다.

Solution K씨에게는 가끔 가슴이 답답한 증상이 있었고, 동생이 30세에 심장질환으로 사망한 가족력이 있었다. 심장혈관 검사를 해 보니 심장혈관에 동맥관상동맥 질환이 발견되어 치료를 시작했고 고혈압, 고지혈증에 대한 적극적 치료와 함께 식단 조절에 들어갔다. 또한 과한 영양제에 대한 부작용을 설명하고 최소한의 영양제만 먹도록 권했다, 이후 K씨의 브레인포그는 완전히 사라졌다.

참고: 124~126쪽, 131~133쪽

사례7 78세 Y씨는 5~6년 전부터 운전하면서 길을 헤매거나 친구 이름을 금방 대지 못하고 머뭇거린 적이 있다고 했으며, 사소한 일에도 너무 크게 화를 내서 부인이 감당하지 못하는 상태라며 내원했다. Y씨는 뇌 MRI를 촬영하니 뇌가 심하게 줄어든 상태였고, 인지기능 검사에서는 언어기억력이 떨어져 있고, 전두엽 기능에서 자아억제 능력이 매우 떨어진 상태로 알츠하이머 치매 전단계로 진단했다.

Solution Y씨에게 매일 신문에서 짤막한 사설을 공책에 받아쓰고 큰 소리로 한 번 이상 읽어 보라고 했다. 덧붙여 잊어버린 단어는 꼭 적어 두었다가 밤에 10번씩 다시 외우고 잠을 자라고 권유했다. 그리고 외래 때마다 그가 한 숙제 완료 여부를 꼭 확인해 주었다. 7년이 지난 지금 Y씨는 오히려 건망증이 나아졌으며, 성격도 밝아졌다. 현재는 화내는 일 없이 건강한 하루하루를 보내고 있다.

참고: 85쪽, 201~204쪽

사례8 60세 N씨는 어지러움증으로 진료를 보러 왔다. 식은땀이 많이 나고 숨쉬기 힘든 증상이 드물게 있었으나 심각하게 생각하지 않았다가 2011년 무렵 스트레스를 받으면 밤에 잠을 못 자고 그다음 날에는 반드시 의식을 잃을 것 같다는 느낌이 들었다고 한다. 2015년부터는 익숙한 길인데도 밤에 헤매거나 물건 이름을 자주 잊는 증상도 있었다. 50마리가 넘는 유기견을 케어하는 데 돈이 많이 들어 2010년부터 요양보호사와 농사일을 병행하다 보니 항상 바쁘고, 체력적으로도 힘들어 집중도 잘 되지 않으며, 정신이 없다고 했다.

Solution N씨의 어머니는 60대에 알츠하이머 치매로 사망했고, N씨도 ApoE4/4라는 가장 강력한 알츠하이머 유전자를 가지고 있었다. 생물학적인 위험 요인에 대한 설명을 하고 과도한 일부터 줄이라고 권유했다. 실제로 N씨는 쉴 틈 없이 바삐 움직이고 있었는데, 나중에 피로로 말미암아 어머니처럼 치매를 일으킬 수 있다고 설명해 주었다. 꾸준한 피로 관리를 통해 N씨는 지금까지 건강하게 잘 지내고 있다.

참고 : 220~236쪽

사례9 46세 R씨는 2년 전부터 왼쪽 눈에 형광색 링이 보이고 왼쪽 피부와 감각이 다르고 눈이 갑자기 컴컴해지는 증상이 있어 내원했다. 오른쪽 눈을 가리고 왼쪽 눈으로 보려고 하면 주변부터 터널저럼 섬게 번하나가 눈을 뜨민 사라졌다고 한다. 그러다 보니 교사로 일하고 있는 R씨는 난독증이 생겨 학생들 가르칠 때 고생하고 있었다. 그는 5년 동안 20kg 정도 체중이 늘어나 있었고, 식사를 아무리 적게 해도 몸이 붓고, 그게 다 체중으로 가는 것 같다고 호소했다.

Solution 비교적 젊은 나이인 R씨의 증상은 급격한 체중 증가로 인해 발생한 고혈압, 고지혈증에 의한 두개내압상승으로 생긴 것이었다. 뇌를 둘러싸고 있는 물의 압력이 상승하면 기억력이 떨어지고, 두통이 동반한다. 또한 집중력이 떨어져 멍한 느낌이 들수도 있다. 환자가 실제로 쓰고 있는 식사 다이어리를 확인해보니, 주식은 양이 적었지만 초콜릿을 포함한 다양한 과자류를 대신 먹고 있었다. 두개내압상승을 진단하고 환자에게 의학적 치료도 했지만, 체중 감량과 식단 조절이 급선무여서 《천재의 식단》을 추천했다. 현재 환자는 10kg 정도 체중을 감량하고 아무런 증상 없이 건강하게 지내고 있다.

참고: 89~96쪽

느리게 나이 드는 기억력의 비밀

참고문헌

1 김춘경·이수연·이윤주·정종진·최웅용, 노화(aging, 老化), 상담학사전, 학지사, 2016.

2 김창오, 2015년 대한내과학회 추계학술대회.

3 Linda Fried et al., Frailty in olders adults: evidence for a phenotype, J. Geranrolo A Biol Sci Med Sci, 2001;56:146-156.

4 https://www.ncbi.nlm.nih.gov/pmc/articles/PMC6870052/

5 대한영상의학회지, 2004;51:489-493.

6 http://www.koreascience.or.kr/article/JAKO200111921808326.pdf

7 https://pubmed.ncbi.nlm.nih.gov/25666755/

8 https://www.ncbi.nlm.nih.gov/pmc/articles/PMC6758344/

9 https://www.nhimc.or.kr/ilsan_news/Hello_2018Spring/html/sub01_03.html

10 2018 알츠하이머국제연합콘퍼런스(Alzheimer's Association International Conference).

11 B.A. Mander·J.T. Winer·M.P. Walker, Sleep and Human Aging, Neuron, Elsevier, 2017 Apr 5;94(1):19-36.

12 Richard Weindruch, "Expert on retarding the aging process by caloric restriction", Science, Vol. 325, 201-204.

13 SCIENCE, 10 Jul 2009, Vol 325, Issue 5937, 201-204. DOI: 10.1126/science.1173635에서 발췌.

14 Kim et al., Intermittent fasting promotes adipose thermogenesis and metabolic homeostasis via VEGF-mediated alternative activation of macrophage. Cell Research, 2017.

15 Trends Neurosciences, 2017 Jul;40(7):408−421. DOI: 10.1016/j.tins.2017.05.001. Epub 2017 Jun 10.

16 http://scienceon.hani.co.kr/425649

17 Performance on exercise test predicts risk of death from cardiovascular disease and cancer, '유로에코-이미징 2018(EuroEcho-Imaging)', 2018. 12. 5.

18 https://health.chosun.com/site/data/html_dir/2021/03/16/2021031600824.html

19 https://san.chosun.com/news/articleView.html?idxno=14325

20 G.N. Bratman·J.P. Hamilton·K.S. Hahn·G.C. Daily·J.J. Gross, Nature experience reduces rumination and subgenual prefrontal cortex activation. Proceedings of the national academy of sciences, 2015; 112(28):8567−8572.

21 Hannah Critchlow, Joined-up thinking: the science of collective intelligence and its power to change our lives, Hachette UK, 2022.

22 J. Korean Geriatr Soc, 2009;13(2):61−68.

23 https://lrl.kr/fvGB 참조.

24 산림청 자료: file:///C:/Users/HYU/Downloads/190319+%ED%99%8D%EB%B3%B4%EB%AC%BC_%EC%82%B0%EB%A6%BC%EC%B9%98%EC%9C%A0.pdf%20(1).pdf

25 https://www.hani.co.kr/arti/science/science_general/663249.html

26 https://www.ahajournals.org/doi/full/10.1161/STROKEAHA.114.004815?sid=b2113d11−f42a−4a14−b23a−3d2e017c5f7c

27 https://n.neurology.org/content/82/24/2205

28 L. Johansson·R. Carlsson, The language of happiness: The relation between happiness and linguistic representation of social relations, Cyberpsychology: Journal of Psychosocial Research on

Cyberspace, 2013;7(1), article 3.

29 Yong Won Cho·Mei Ling Song·Charies M. Morin, Validation of a Korean Version of the Insomnia Severity Index, Journal of Clinical Neurology, 2014;10(3):210-215.

30 https://www.hidoc.co.kr/healthstory/news/C0000123793 | 하이닥.

31 Kei Watanabe·Shintaro Funahashi, "Neural mechanisms of dual-task interference and cognitive capacity limitation in the prefrontal cortex", Nature neuroscience, 2014;17(4):601-611.

32 2017년 국민체력실태조사.

33 스포츠와 운동의 의과학 저널(Journal Medicine & Science in Sports & Exercise), 2018년.

34 치매 예방을 위한 운동 프로그램, 서울시 치매관리사업.

느리게 나이 드는 기억력의 비밀

초판 1쇄 인쇄 2024년 4월 20일
초판 3쇄 발행 2024년 5월 20일

지은이 김희진
펴낸곳 (주)앵글북스
주소 서울시 종로구 사직로8길 34 경희궁의 아침 3단지 오피스텔 407호
문의전화 02-6261-2015 **팩스** 02-6367-2020
메일 contact.anglebooks@gmail.com

ISBN 979-11-87512-94-3 03510